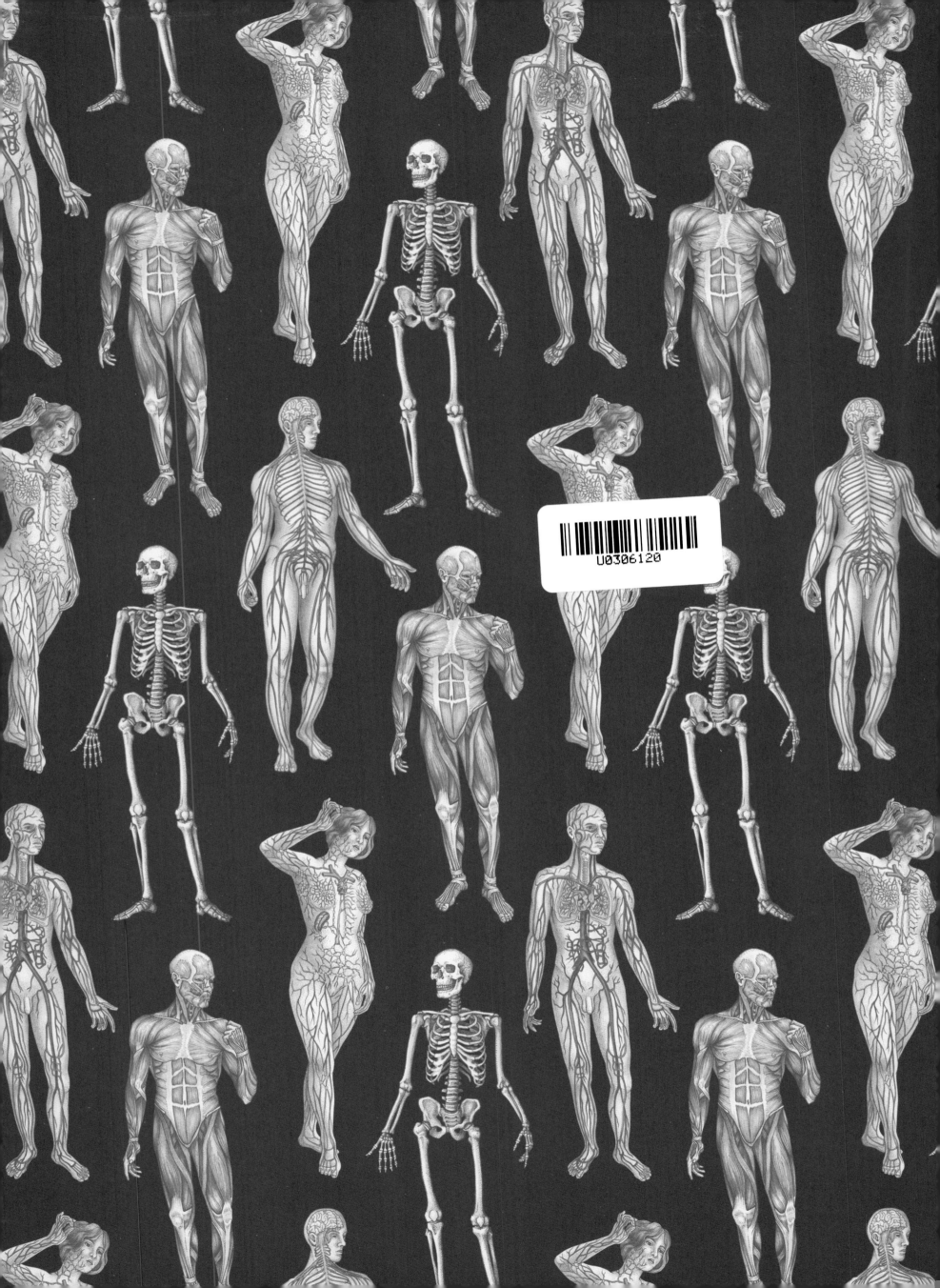

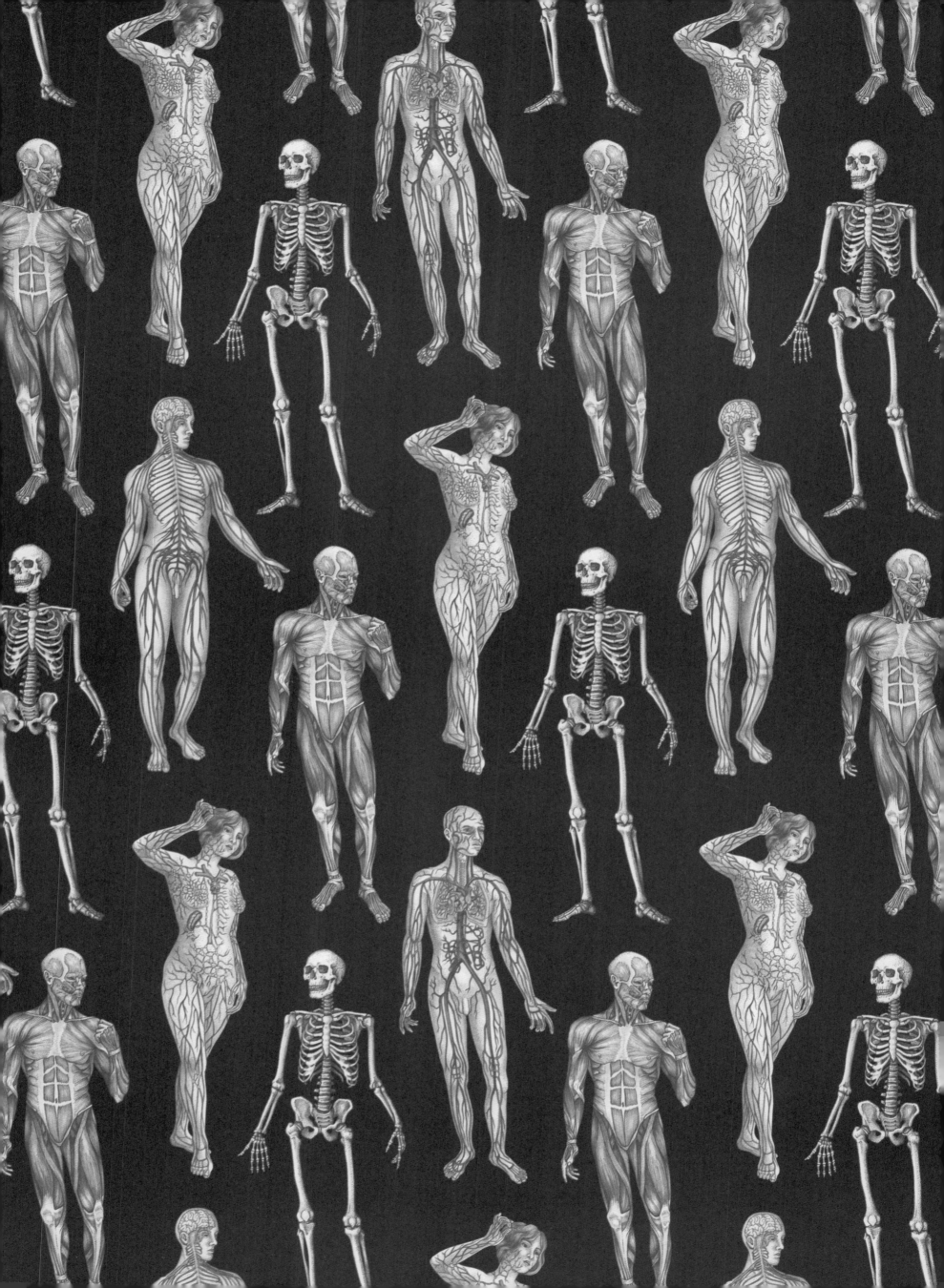

# 人体博物馆

献给我的父母。——凯蒂·维德曼

**图书在版编目（CIP）数据**

人体博物馆 / （英）詹妮弗·Z.帕克斯顿文 ；（美）
凯蒂·维德曼图 ；文静译. —— 兰州 ：甘肃少年儿童出
版社，2021.12（2024.8重印）
（奇迹博物馆）
ISBN 978-7-5422-6361-2

Ⅰ. ①人… Ⅱ. ①詹… ②凯… ③文… Ⅲ. ①人体—
儿童读物 Ⅳ. ①R32-49

中国版本图书馆CIP数据核字(2021)第168938号

甘肃省版权局著作权合同登记号：甘字 26-2020-0109号

**人体博物馆** RENTI BOWUGUAN
[英]詹妮弗·Z.帕克斯顿 文　[美]凯蒂·维德曼 图　文静 译

**图书策划** 孙肇志　　　　**责任编辑** 时　屾
**策划编辑** 马　莉　　　　**特约编辑** 张菁华 张红艳
**美术编辑** 王　栋　　　　**封面设计** 侯鹏飞
**出版发行** 甘肃少年儿童出版社
**地址** 兰州市读者大道568号
**印刷** 东莞市四季印刷有限公司
**开本** 889mm×1194mm 1/8 **印张** 14
**版次** 2021年12月第1版
**印次** 2024年8月第3次印刷
**书号** ISBN 978-7-5422-6361-2
**定价** 118.00元

**出品策划** 荣信教育文化产业发展股份有限公司
**网址** www.lelequ.com　　**电话** 400-848-8788
乐乐趣品牌归荣信教育文化产业发展股份有限公司独家拥有
版权所有　翻印必究

本作品简体中文专有出版权经由Chapter Three Culture独家授权。

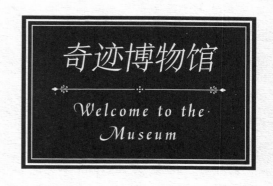

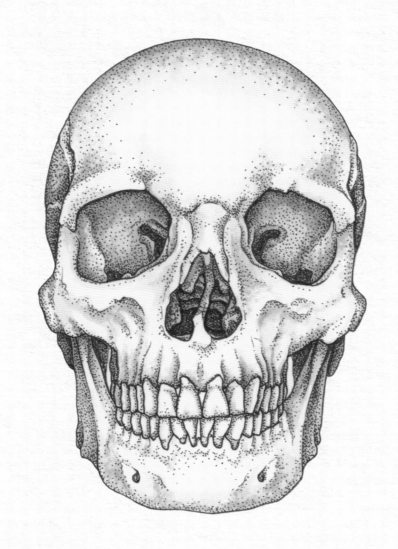

# 人体博物馆

[英]詹妮弗·Z.帕克斯顿 文　[美]凯蒂·维德曼 图　文静 译

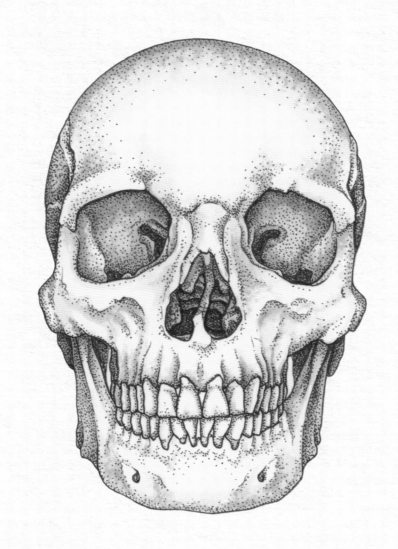

乐乐趣

甘肃少年儿童出版社

# 前　　言

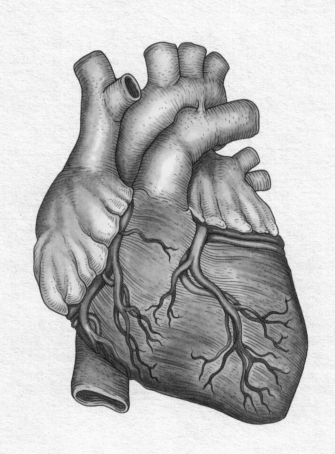

我们每个人的身体都是一个不可思议的世界：一部由成百上千个"零件"组成的活体机器，各零件协同工作，有序运转，从而构成了我们的存在。

几个世纪以来，"我们的身体究竟是如何工作的"这个课题吸引着众多科学家。他们对人体结构的研究被称为解剖学——为所有医学学科提供了基础。

解剖学的英文anatomy一词源自古希腊语anatome，意思是"剖开、切割"。历史上有记载的人类对解剖学的研究，最早可以追溯到约公元前1600年。在之前的某些社会中，解剖人体这种行为是被禁止的，只能用动物尸体来替代。这导致人们对人体的理解出现了一些错误。直到很多年之后，一些科学家，如莱昂纳多·达·芬奇和安德烈·维萨里等，才对亲自解剖人体发现的结果进行了详细、准确的描述。今天，解剖仍被科学家和医生作为研究人体的主要方法。通过严格的法律程序，个人被允许在死后将自己的遗体捐赠给医学研究机构。

除了受到道德和宗教禁忌的影响，早期对解剖学和医药学的研究还存在着其他的障碍。在16世纪90年代显微镜发明之前，科学家对细菌和其他微生物还知之甚少。当时的医生把传染病的发生归咎于空气中的"不洁之气"，一些今天可以被轻易治愈的疾病，在当时会使成千上万的人丧生。

现在，我们进入了一个令人兴奋的解剖学新时代。成像技术的进步使研究者能够比以往任何时代都更深入地了解人体，而组织工程学（构建新的组织和器官）有助于医生找到新的治疗方法来帮助患者。每一年，研究都会飞速发展，新的治愈方法被发现，专业人员的知识水平也在不断提高。而这一切都开始于基础的解剖学及对神奇的人体的研究。

珍妮弗·Z.帕克斯顿博士

于爱丁堡大学

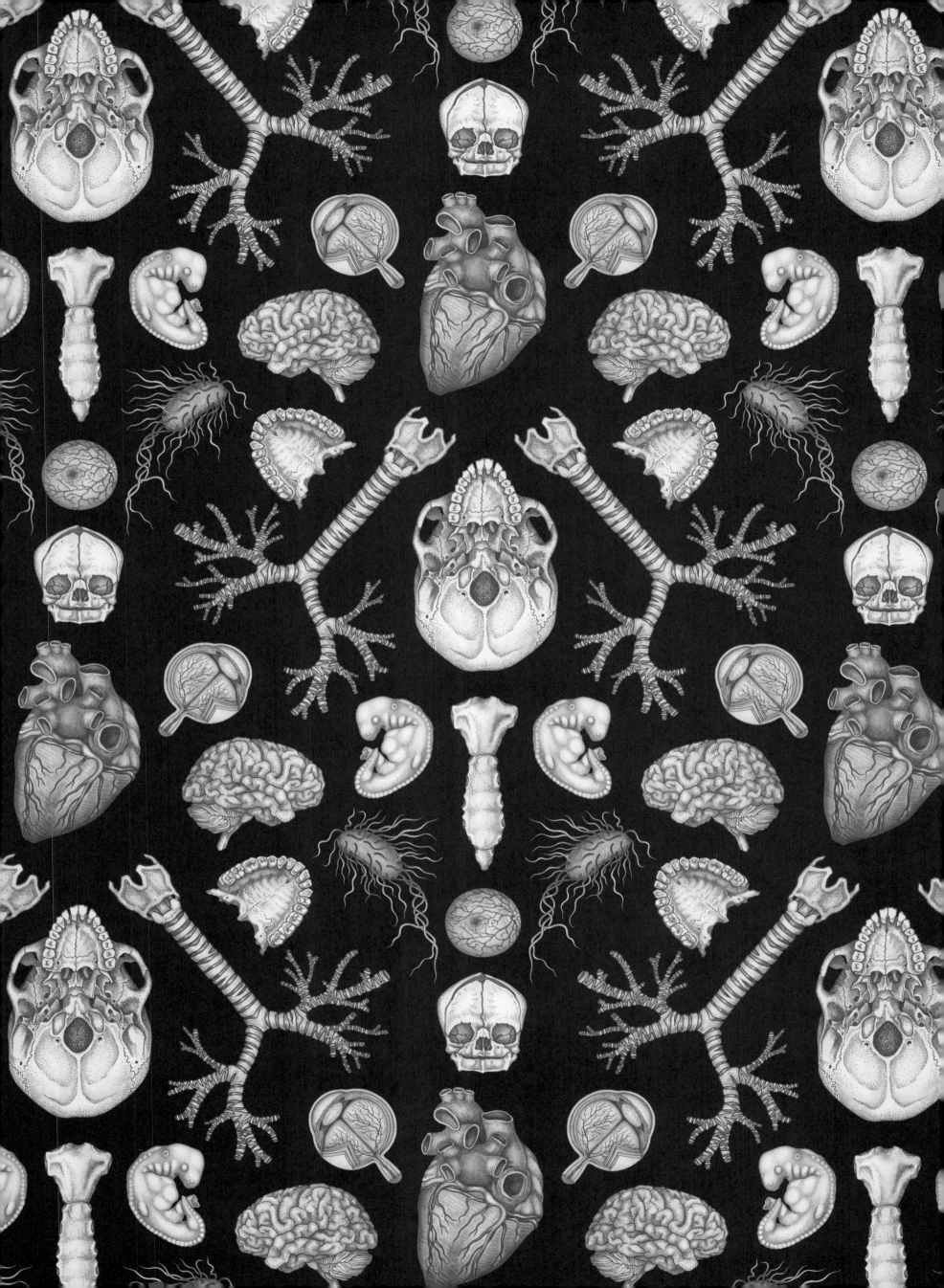

入 口

# 欢迎来到
# 人体博物馆

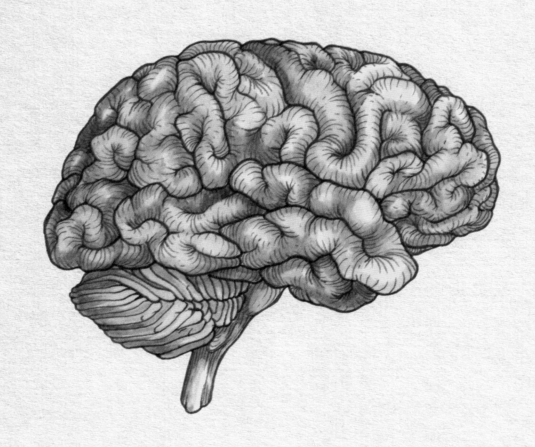

你是否曾经好奇过：自己的身体内部是什么样子？想一想，如果能从身体里面向外看，那将会是怎样的场景？再想象一下：你可以看到自己的心脏在跳动，观察到皮肤细胞在生长，甚至能精确地追踪定位某个念头是在大脑哪个部位形成的……现在，有了这本纸上人体博物馆图书，你真的可以做到。

这座独特的博物馆跟你去过的任何一座博物馆都不一样：它每周7天、每天24小时开放。当你在各个走廊和展馆中漫步时，你如同在人体中四处旅行一般，并且能够看到前所未有的生动细节。

在每个展馆中，你都会进入一个或数个主要的人体系统。例如，你可以参观运动系统展馆，去探索帮助我们运动的各种组织；或者你可以进到神经系统展馆，去研究脑的结构。博物馆中的展品让你能够窥探皮肤之下的东西，观察帮助我们呼吸的器官，了解食物是如何通过长长的消化管被运输、加工和消化的。你还可以了解到，宝宝如何从一个单细胞发育而来，以及我们的身体如何随着成长而变化。

在游览人体博物馆的同时，请你思考自己的身体正在如何不停地运转。你的心脏在不停地泵血，肺在不停地吸入空气又排出二氧化碳。你每行走一步——即使是站着不动——都需要肌肉的运动。你的眼睛使你能够阅读每件展品的说明文字，并且你的大脑正在以惊人的速度处理所有新收到的信息。你的身体简直太神奇了！

现在，请准备进入人体博物馆，开始你的探索之旅，来揭开人体的秘密吧！

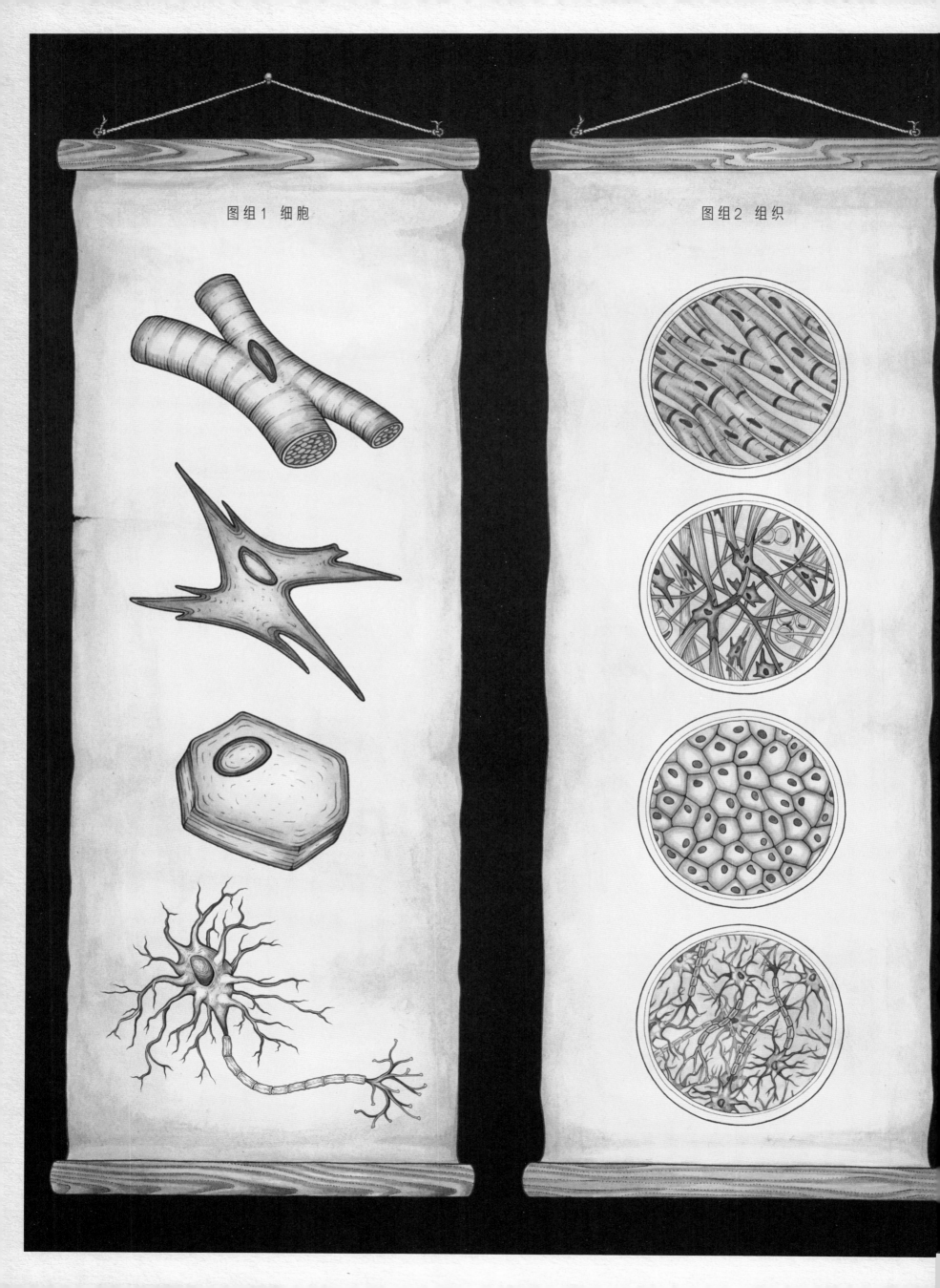

图组1 细胞

图组2 组织

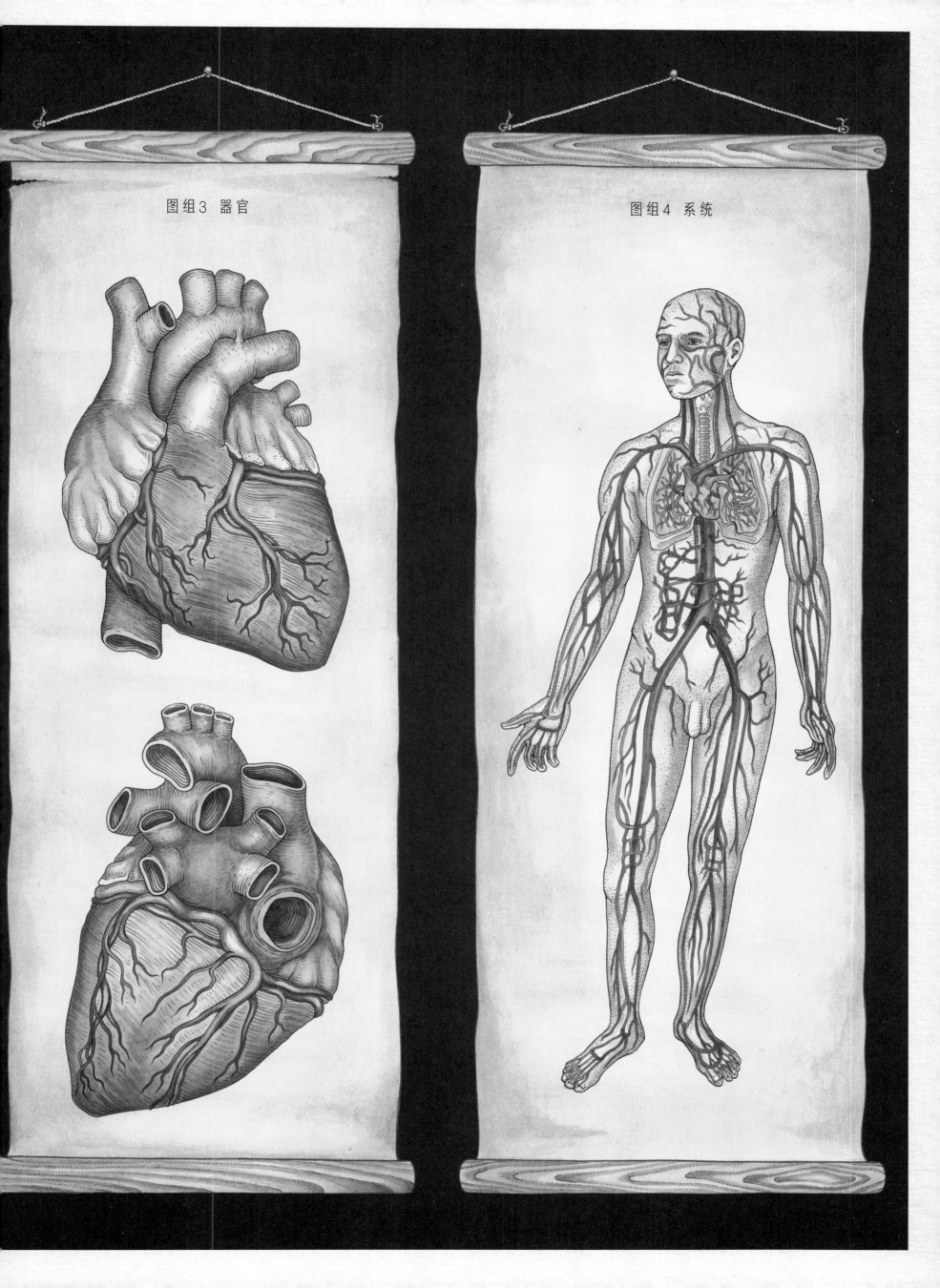

图组 3　器官

图组 4　系统

# 人体的组成部分

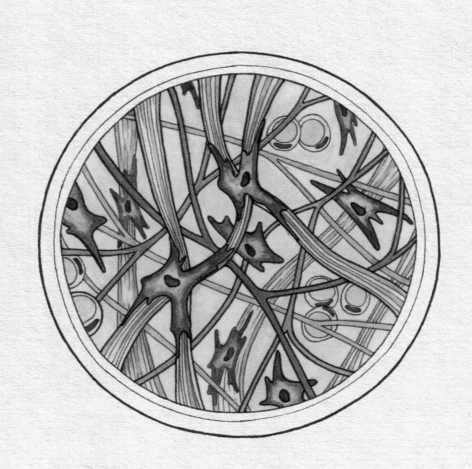

人体异常复杂精细，由器官、组织、血管、神经等"编织"而成。在解剖学中，人体的不同部件，可以按照结构层次从小到大的顺序进行排列。

人体中最小最基本的结构和功能单位是细胞，其总数量异常惊人，一个成年人约有38万亿个细胞！每个细胞都有自己独特的功能。几乎每个细胞都含有DNA（脱氧核糖核酸），DNA编码的遗传信息决定了我们的特征，使我们成为独一无二的个体。细胞极其微小，肉眼无法看到，只能通过显微镜观察。

若干组细胞结合在一起形成组织。组织足够大，无须显微镜即可看到。上皮组织衬贴在器官和管腔的内表面，以及覆盖在皮肤的表面。肌肉组织就像身体的"机械装置"，组成帮助我们运动的结构。神经组织对整个身体的信息传导很重要，其不同部分会连接到脑的中央控制中心。还有一类是结缔组织，能帮助连接或支撑身体的不同部位，将它们保持在一起。

下一个层次，是由多种类型的组织组合起来构成的器官——具有明确名称和功能的身体部位，例如心脏、肺、脑和肾。

最后，若干个功能相关的器官组成人体系统，例如运动系统、心血管系统、呼吸系统、消化系统、泌尿系统、神经系统、免疫与淋巴系统、内分泌系统和生殖系统。每个系统负责一系列相关工作，例如呼吸系统负责呼吸，消化系统负责食物处理。尽管它们扮演着不同的角色，但所有系统都在和谐地协同工作，从而使我们的身体正常运转。

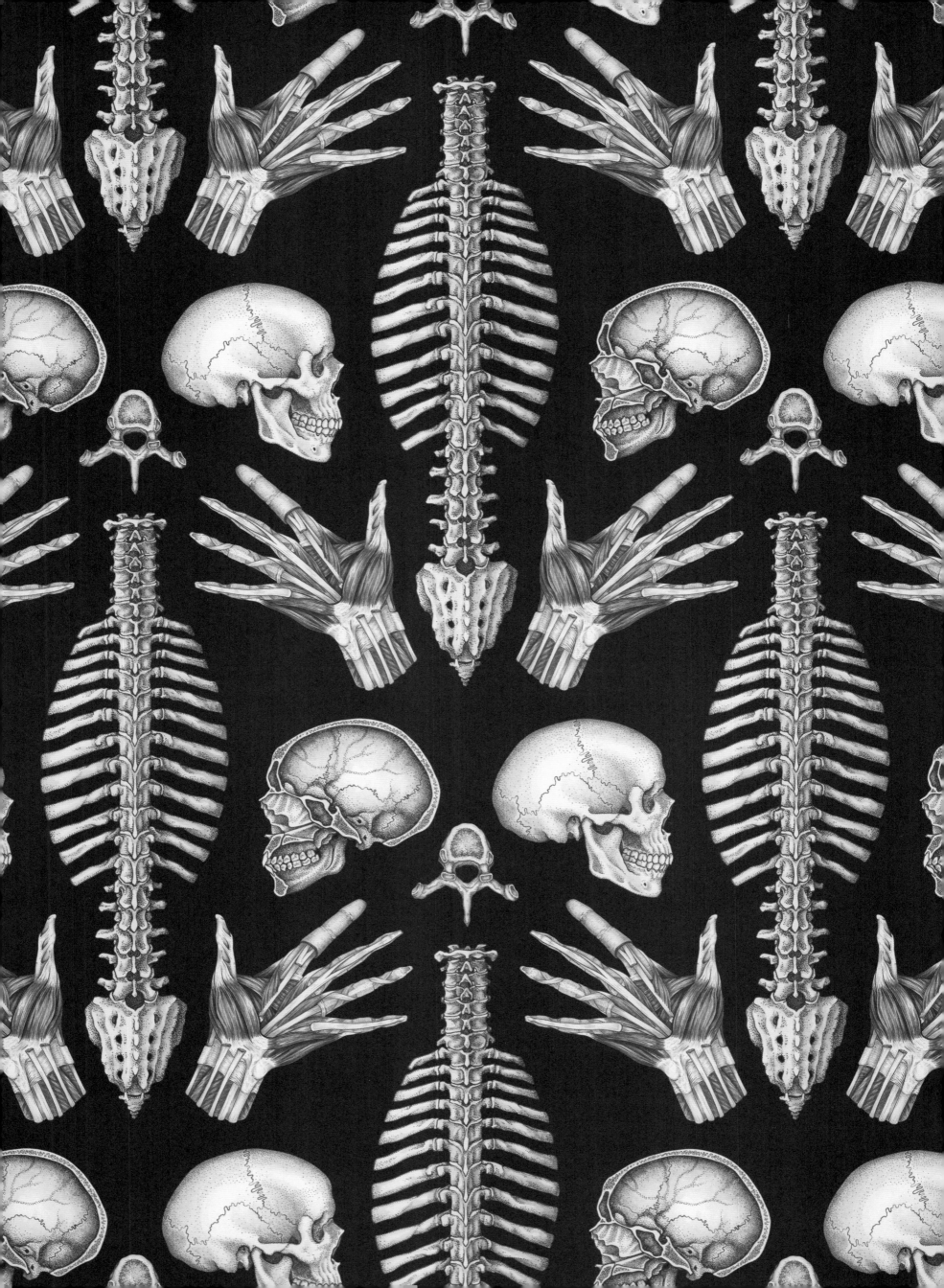

一号展馆

# 运动系统

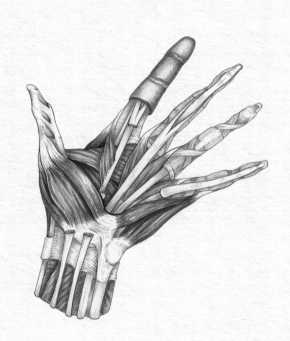

# 骨骼

　　骨骼为整个人体提供框架。这副坚硬但灵活的"支架"塑造了我们的整体外形，支撑着肌肉，保护着体内柔软的器官，并不断制造新的血细胞。成年人的整副骨骼由206块骨头组成。关节可以把骨头连接起来，使得骨头彼此间相对固定，同时又是可以活动的。

　　解剖学家将骨骼分为两大部分：支撑上半身并保护内部器官的中轴骨，以及由上肢骨和下肢骨组成的附肢骨。中轴骨包括颅骨和躯干骨，其主要作用是保护脑、一些感觉器官（眼、耳、鼻和舌头）、心脏和肺。脊柱也属于中轴骨，它是由33块包裹着脆弱的脊髓的椎骨组成的一串骨头。这些椎骨堆叠在一起，形成一根弯曲柔韧的支柱，可以向前、向后或左右弯曲。脊柱通过第一个（即最顶端的）椎骨与颅骨相连，这块椎骨叫作第1颈椎，又名寰（huán）椎，英文名是atlas，以古希腊神话中擎天巨神阿特拉斯的名字命名。就像阿特拉斯被惩罚将整个天空放在肩上一样，寰椎必须支撑颅骨和脑的重量。

　　上肢骨中，上臂、前臂、腕部和手部的骨头比其他骨头具有更大的移动范围，同时兼具力量和灵活性，使得我们可以执行各种任务，例如穿针引线和击球。相反，在站立、行走或奔跑时，下肢骨——大腿、小腿、踝部和脚部的骨头，起到主要提供稳定性并支撑体重的作用。下肢骨中有人体最长、最坚固的骨头——股骨，也就是大腿骨。

---　　资料卡　　---

**1.骨骼，从正面看（前面观）**

a.颅骨（头骨）

b.锁骨

c.胸骨

d.肱（gōng）骨（上臂骨）

e.肋骨

f.髋（kuān）骨

g.尺骨（前臂内侧骨）

h.桡（ráo）骨（前臂外侧骨）

i.股骨（大腿骨）

j.髌（bìn）骨（膝盖骨）

k.胫骨（小腿内侧骨）

l.腓（féi）骨（小腿外侧骨）

m.跗（fū）骨

n.跖（zhí）骨

o.趾骨

**2.骨骼，从后面看（后面观）**

a.寰椎（第1颈椎）

b.枢椎（第2颈椎）

c.脊椎

d.肩胛骨

e.腕骨

f.掌骨

g.指骨

h.髋骨

i.骶（dǐ）骨

j.尾骨

k.跟骨

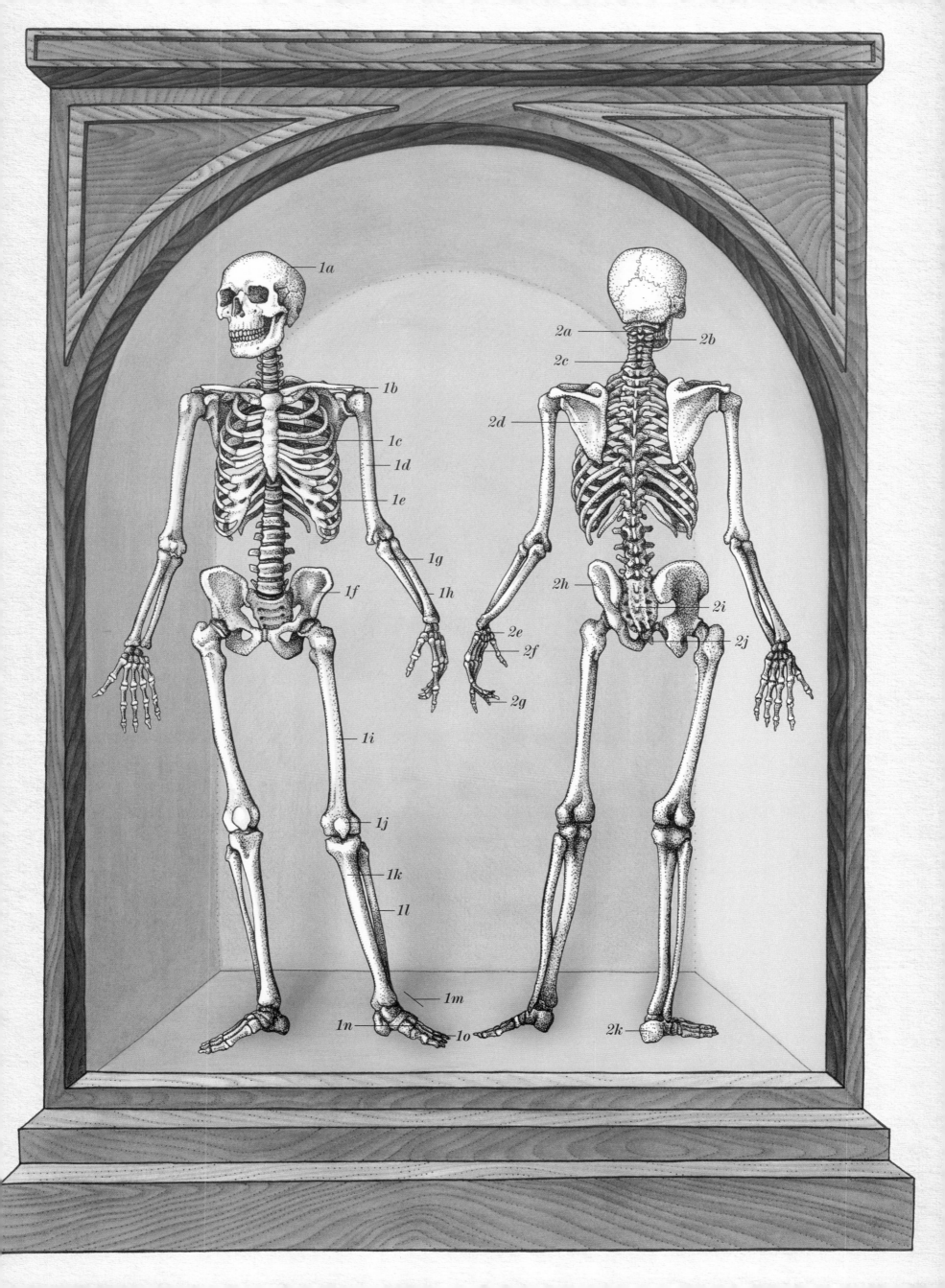

# 骨头的形态和结构

骨头有各种形状和大小，按形态大致可以分为长骨、短骨、扁骨、籽骨和不规则骨5种类型。长骨呈长管状，通常负责支撑身体的重量，如肱骨和股骨。短骨形似立方体，用来支撑关节，如腕骨和跗骨。像颅骨这样的扁骨薄而弯曲，呈板状，可以保护人体的器官。籽骨形似芝麻，是扁圆形的小骨，例如髌骨，可以减少运动过程中膝关节的摩擦。而其余种类的骨头则被称为不规则骨，具有复杂的形状，担负特定的功能，例如椎骨。

所有骨头的构成物中都有矿化胶原纤维，这是一种由含钙矿物（使骨头坚固）和胶原纤维（使骨头有弹性和韧性）组成的混合物。这种组合既可以确保骨头的坚固，同时又能防止骨头在压力下轻易折断。事实上，如果按同等重量来比较承重能力，骨头的强度大约是混凝土的4倍，并且韧性比钢筋的还要好。

在过去数百年中，科学家们一直认为骨头是干燥且无生命的。但现在我们知道，骨头是鲜活的，在不断生长，并对周围的环境做出反应。我们出生时有300多块骨头，随着年龄的增长，其中一些骨头会融合在一起，所以成年人共有206块骨头。骨头还具有自我修复能力。丰富的血液供应可确保营养直接进入骨头的受损区域，大多数骨折仅需6周左右即可痊愈。骨头的状况也会受到生活方式的影响，尤其是运动，适当的运动会促进骨头的生长。例如，相比其他人来说，网球运动员的手臂通常拥有更强壮的骨头；而长期患病卧床不动的人，或是从太空返回地球的宇航员，他们的骨头则会变得脆弱，更容易骨折。这表明保持强壮健康骨骼的最佳方法是定期进行锻炼。

--------------------- 资料卡 ---------------------

**1.椎骨**

**a.**单块椎骨（从上面看）：椎骨是不规则形状的骨头，众多椎骨形成的复杂结构为上身提供了支撑。脊髓穿过椎骨中间的椎孔。

**b.**脊柱和肋骨（从后面看）：脊柱由33块单独的椎骨组成。其中的12块椎骨分别与肋骨相连接，一共形成24根肋骨。

**2.膝盖区域的骨头**

**a.**股骨

**b.**胫骨

**c.**髌骨：它属于籽骨，股四头肌腱内

形似芝麻的扁圆形骨头。

**d.**腓骨

**3.右脚的骨头，从上面看（顶面观）**
脚的26块骨头具有各种形状和大小，组成脚踝区域的跗骨属于相互配合的短骨。

**4.胸骨，从正面看（前面观）**
胸骨是胸腔前部的扁平骨，看上去有点像领带或剑。它将胸部两侧肋骨的软骨连接在一起，有助于保护柔软精巧的心脏和肺。

**5.股骨，从正面看（前面观）**

**a.**这根长骨顶部的圆球叫作股骨头，它和髋臼构成了髋关节。

**b.**股骨的纵剖面：股骨的两个圆形末端之间是一段长管状的骨干。这段骨干的外表面由骨密质（i）组成，使股骨结实。两端的骨松质或海绵质（ii）则使股骨轻巧。骨髓腔（iii）穿过骨干，其中包含血管、神经和骨髓。血细胞就是在骨髓中生成的。

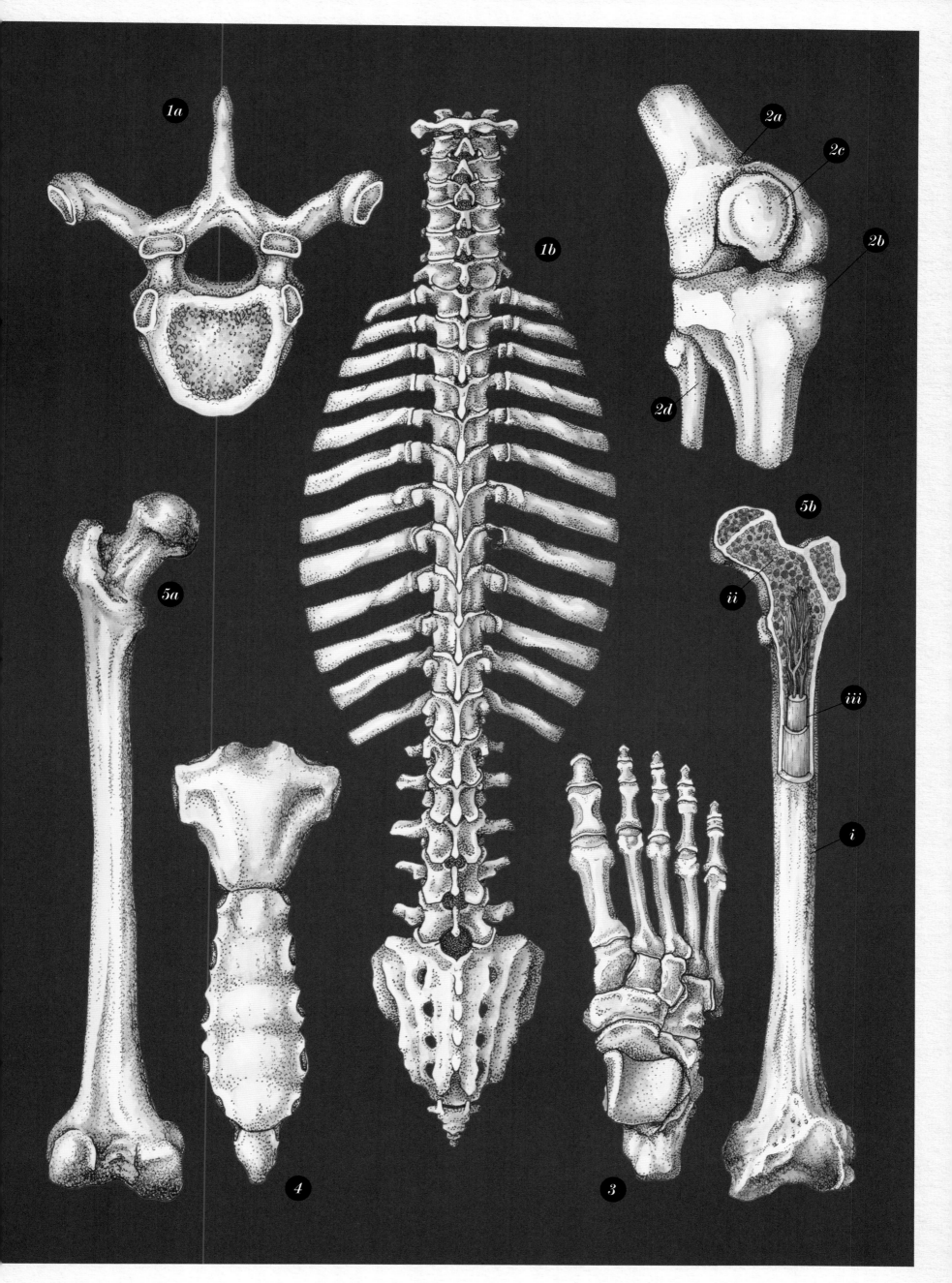

# 颅骨

颅骨位于我们头部的皮肤和肌肉下面，保护着脑和一些感觉器官（眼、耳、鼻和舌头）。尽管颅骨看起来好像是一整块骨头，但实际上它是由23块单独的骨头组成的，其中大多数在被称为颅缝的连接处结合在一起。颅骨的上半部分是脑颅，由8块骨头组成，就像头盔一样，能保护内部脆弱的脑免受伤害。其他15块骨头组成面颅，为脸部和下颌提供支架，其中只有下颌骨可以活动。下颌骨通过关节连接到脑颅，使我们在咀嚼或说话时能打开或关闭下颌。

脸部的大多数骨头都不是很坚固，它们内部充满空气的空间被称为鼻窦，包括筛窦、蝶窦等。鼻窦减轻了颅骨的整体重量，当我们说话时，空气通过鼻窦在骨头中振动，还使得声音更加深远、清晰。除了鼻窦，还有其他贯穿颅骨的孔。这些孔使脑通过神经与身体的其他部分连接，并允许血管往返于脑和面部。整个颅骨上最大的孔位于其底部，叫作枕骨大孔。就是在这个椭圆形的大孔处，脊髓与脑相连。

你可能已经注意到，图中的颅骨上缺少一些面部特征：看不见耳朵和鼻子。这是因为耳朵和鼻子的外部是由软骨组成的，而软骨是比骨头更软且腐烂得更快的物质。

人死后，颅骨可能会提供有关其主人的许多线索。通过研究颅骨的大小及特征，就可以确定死者的年龄、性别和种族。加上研究其他骨头，甚至还能发现死者曾患有什么疾病，可能生活在哪里。古人类科学家可以通过研究古人的骨骼发现有关古代的事实，而法医人类学家则可以通过研究骨骼，发现刑事案件中有关死者死因的重要线索。

---

## 资料卡

### 1.成人颅骨
a.正面观

b.后面观：可以看到矢状缝（ⅰ）和人字缝（ⅱ）将顶骨（ⅲ）和枕骨（ⅳ）连接在一起。

c.底面观（无下颌）：颅骨底部中心的大孔是枕骨大孔，脊髓穿过这个孔进入脊柱。

d.侧面观：冠状缝（ⅰ）、鳞状缝（ⅱ）和人字缝（ⅲ）将额骨（ⅳ）、顶骨（ⅴ）、颞（niè）骨（ⅵ）和枕骨（ⅶ）连接在一起。

e.侧面截面：颅骨内脑所在的空间被称为颅窝。

### 2.新生儿的颅骨
成人脑颅的骨头是结合在一起无法移动的，但在婴儿的脑颅中，骨连接处还没有变硬。由具有弹性的物质构成的颅缝在婴儿的颅骨上形成了"软点"，也就是囟（xìn）门。婴儿的脑在迅速成长，从刚出生时只有约350克到三个月大时近600克，约达到成人脑的一半大小。囟门可以让颅骨很容易地适应这种快速生长。

a.顶面观：这个菱形的区域被称为囟门（ⅰ），或者婴儿颅骨的"软点"。

b.前面观：婴儿颅骨的前额更突出，下颌骨比成人的小。

c.侧面观：突出的前额和更小的下颌骨的轮廓很明显。

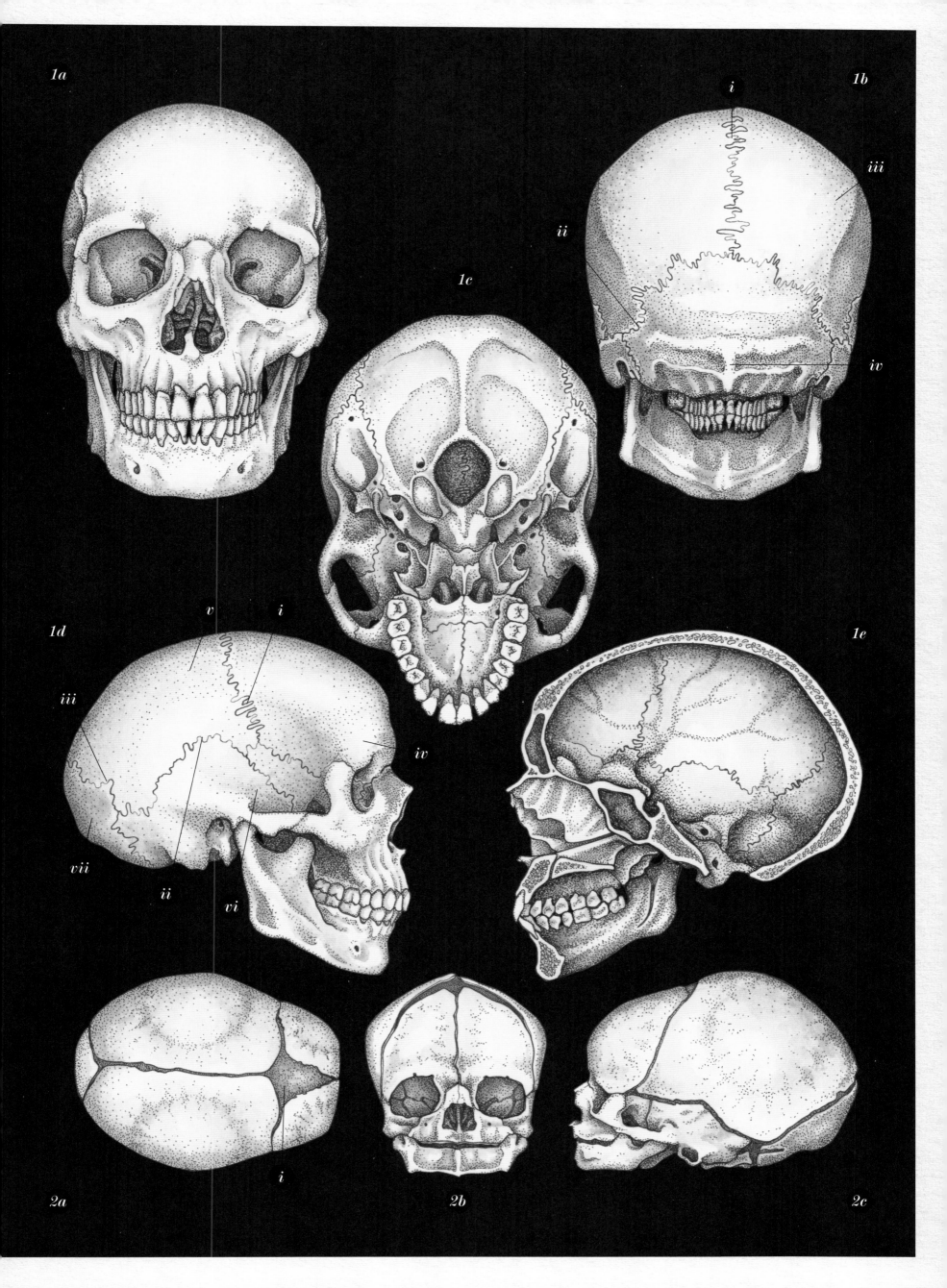

# 骨连结

　　骨头和骨头之间会借助纤维结缔组织、软骨或骨头相连，形成骨连结。人体有300多处骨连结，每块骨头都至少与另一块骨头相连（舌骨除外）。骨连结可以分为3种不同的类型，有的完全不能动，有的能进行少许活动，还有的具有较大的活动性。

　　完全不可动的骨连结，其骨头与骨头之间由纤维结缔组织填充，起着保持骨骼稳定的重要作用。例如，成年人颅骨各骨头通过颅缝的纤维结缔组织连在一起，牙齿也是通过纤维结缔组织而被固定在牙槽骨中的。

　　只能进行少许活动的骨连结是通过软骨相连的。软骨是一种比骨头要软的组织，存在于肋骨和胸骨之间、骨盆两侧之间、脊椎的椎骨之间等。由于这些骨连结允许进行少许活动，因此，骨头在需要时可以稍微移动位置。例如，女性骨盆中的骨连结在怀孕期间变得柔韧松弛，使孕妇更容易分娩。

　　而我们常说的关节，如髋关节、膝关节、肩关节、肘关节等，则属于可动的骨连结，也叫滑膜关节。骨头与骨头之间相连接的地方就是关节，其相对的骨面之间互相分离。构成关节的骨头可以是两个或更多。关节能够移动、屈伸、旋转等。尽管每个关节都有独特的形状，不过它们的基本结构是相同的。骨头的末端（关节面）覆盖有一层透明的软骨，这有助于减少相邻骨之间的摩擦。骨头通过韧带连接在一起，关节周围被结实而柔软的关节囊包裹，帮助相邻的骨头保持在一起。关节里还含有一种滑液，可使关节保持润滑，有点儿像用润滑油帮助金属铰链更容易转动一样。你有没有注意到：有时候快速站起来时膝关节会"嘎嘎"响，或者有时指关节会发出轻微的"噼啪"声？这些声音听起来可能有些奇怪，不过通常它们只是关节滑液中气泡破裂的声音，对人体是无害的。

---

## 资料卡

**1.车轴关节**
车轴关节可以使一块骨头在另一块骨头的环中旋转。第1颈椎和第2颈椎之间的关节就是一个很好的例子，它使我们的头可以从一边转向另一边。

**2.球窝关节**
这种关节的名称源自其结构：一根骨头（通常是长骨）的球状端，嵌在另一根骨头的窝状凹槽端。它可以向不同方向做弯曲、旋转等动作。肩关节和髋关节都是典型的球窝关节。

**3.滑车关节（铰链关节）**
滑车关节仅允许绕一个运动轴做屈伸运动，就像门上的铰链一样。身体的主要滑车关节包括肘关节、膝关节和踝关节。

**4.椭圆关节**
关节头呈椭圆凸面，嵌入相邻骨头的椭圆凹面关节窝。椭圆关节允许进行多方向的运动，例如腕关节。

**5.鞍状关节**
两块骨头的关节面都呈鞍状，互相嵌合。这种关节可以左右移动并屈伸，但不能旋转。拇指的腕掌关节就是鞍状关节。

**6.平面关节**
两块骨头的关节面都比较平坦而光滑。这种关节允许骨头做轻微的滑动。腕骨间关节和跗跖关节属于平面关节。

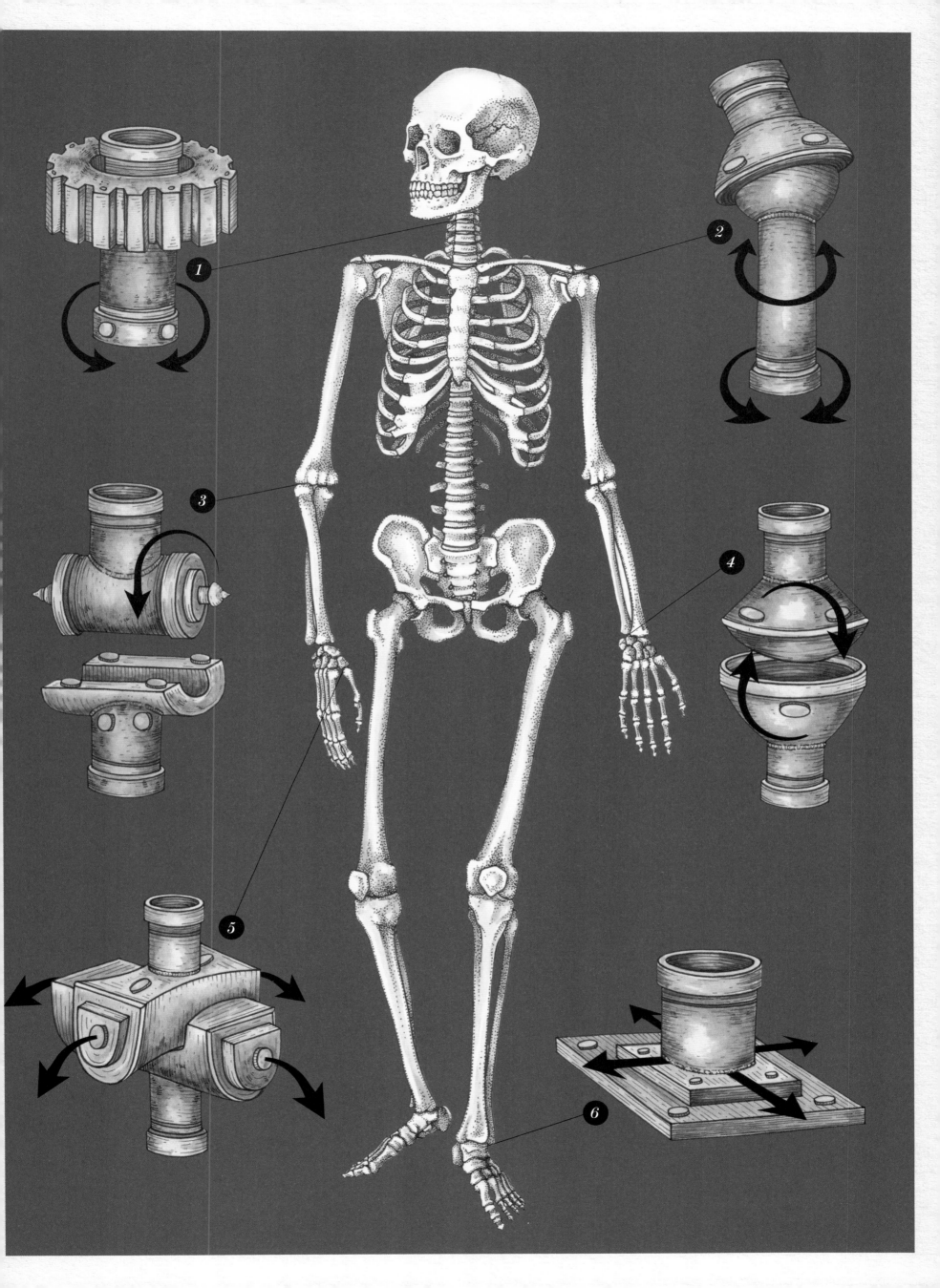

# 结缔组织

　　运动系统中并不是只有骨骼和肌肉这两种组织。连接骨头和骨头，使肌肉附着到骨头上的是大量的结缔组织——肌腱、韧带和软骨，它们连接、支撑和保护着整个骨骼。

　　肌腱是使肌肉连接到骨头的较厚的白色组织带。当肌肉收缩变短时，肌腱会被拉紧，从而使得骨头移动。肌腱由胶原纤维束构成，一条条的长纤维类似一根根粗壮、强韧的弹力绳。

　　韧带具有类似肌腱的绳状结构，也是由胶原纤维束构成的。但韧带的作用不是连接肌肉和骨头，而是连接骨头和骨头，以保持关节稳定。一般来说，关节的骨头之间契合度越低，关节处的韧带就要越好。例如，膝盖的骨头连接得不是特别好，所以膝关节的关节内部和外部有多个韧带，以帮助其提高稳定性。

　　软骨是一种较骨头柔软的物质。人体有3种类型的软骨。一种是透明软骨，或称关节软骨，存在于关节的骨头末端表面，起到减震器的作用，还能减少骨头之间的摩擦。肌腱和韧带在被拉扯的时候比较强健，而软骨在受挤压时最强健，因此软骨非常适于减轻跳跃、奔跑等运动过程中产生的力。第二种类型的软骨——纤维软骨，存在于脊柱的椎骨之间柔软、光滑的椎间盘中。第三种叫弹性软骨，这是一种特殊的弹性组织，构成了外耳的轮廓，使其在弯曲后能够弹回原来的形状。

---

## 资料卡

**1.右膝关节和腿（无肌肉），从正侧面看（前侧面观）**

a.股四头肌肌腱：将股四头肌连接到胫骨，并稳定髌骨。

b.髌骨

c.腓侧副韧带：将股骨连接到腓骨。

d.软骨：位于关节的骨头末端表面。它的作用是减少骨头间的摩擦。

e.前交叉韧带和后交叉韧带：位于膝关节内，将股骨和胫骨连接在一起。

f.髌骨韧带：将髌骨连接到胫骨。

g.踝关节韧带：有助于将踝骨连接在一起，以保持稳定性。

**2.左膝关节和腿（有肌肉），从后面看（后面观）**

a.腓肠肌

b.跟腱：人体最大最强的肌腱，脚跟可以很容易地感觉到。它使小腿的腓肠肌连接到跟骨上。当肌肉收缩时，它将跟骨向上提起，使脚尖绷直。跟腱在英文表达中叫作阿喀琉斯腱，是以古希腊神话中的传奇武士阿喀琉斯命名的。传说阿喀琉斯在婴儿时期曾被母亲倒提着浸入斯堤克斯河，因而变得刀枪不入，长生不老。但他身上唯一没有浸到水中的部分就是他的脚跟，因为那是他母亲当时紧紧抓住他的地方。阿喀琉斯后来在战争中被箭射中脚跟而阵亡，脚跟是他唯一致命的弱点（俗语"阿喀琉斯的脚跟"就源于此）。跟腱的命名提醒我们，如果这个至关重要的肌腱受伤，我们会变得多么脆弱！

c.跟骨

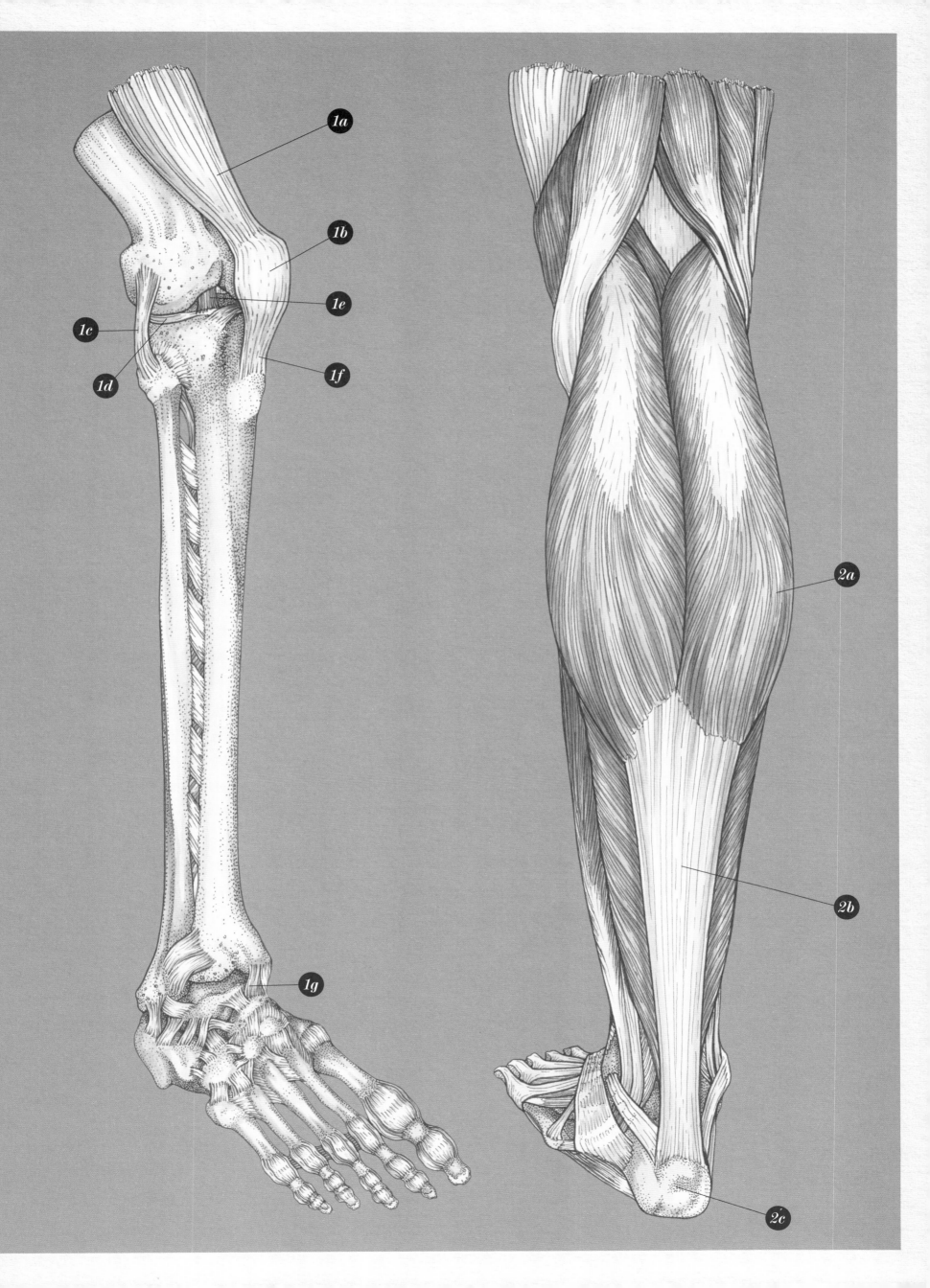

# 肌肉

从幼儿小心翼翼地迈出在这世界上的第一步，到奥林匹克运动员在赛场上的奔跑，以及芭蕾舞者跳出的优雅舞蹈……人体之所以能做各种各样的运动，肌肉功不可没。

人体中的肌肉按结构和功能的不同分为3种类型：骨骼肌、心肌和平滑肌。所有肌肉组织都有一个共同的重要特征——具有收缩能力，或者说缩短能力，因此它们才可以使身体的某部分产生动作。骨骼肌的收缩会拉动其所附着的骨头，从而将骨头移动位置。因为一块骨骼肌只能向一个方向运动，所以它们通常是成对工作的。因此在一块肌肉收缩使关节弯曲后，对应的另一块肌肉收缩，则可以使关节伸直。例如，当上臂的肱二头肌收缩时，它会拉动连接到前臂的肌腱，向上举起手和腕；如果前臂放下，肱二头肌就会放松，而上臂下方的肱三头肌则会收缩。骨骼肌赋予身体形状，在人体内分布广泛，约占成年人总体重的40%。

除了使骨头移动外，肌肉系统还具有其他重要作用：向身体内泵血（心肌），通过消化道输送食物（平滑肌），以及通过面部表情进行交流（表情肌）。肌肉甚至还可以起到保暖的作用，事实上，肌肉收缩所产生的热量约占人体总热量的70%。

---

## 资料卡

**1.骨骼肌，从后面看（后面观）**

人体中有600多块骨骼肌，它们的命名遵循了简单的规则，即根据肌肉的大小、位置、形状、功能等特征命名。如大肌、小肌、长肌、短肌，此类命名就与肌肉的大小和长短有关；而屈肌和伸肌则是根据功能命名的，屈肌可使关节屈曲，而伸肌则可以使关节伸直。肌肉的英文muscle一词来自拉丁语，原指"小老鼠"，这是因为肌肉的肌腹（凸出的中央部分）和肌腱（能使肌肉附着在骨头上）类似于老鼠和它的尾巴。

a.斜方肌

b.背阔肌

c.臀大肌

d.大腿后群肌（包括半腱肌、半膜肌以及股二头肌）

e.腓肠肌

f.肱三头肌

g.三角肌

**2.骨骼肌，从正面看（前面观）**

a.胸大肌

b.肱二头肌

c.腹直肌

d.股四头肌（包括股直肌、股中间肌、股外侧肌和股内侧肌）

e.胫骨前肌

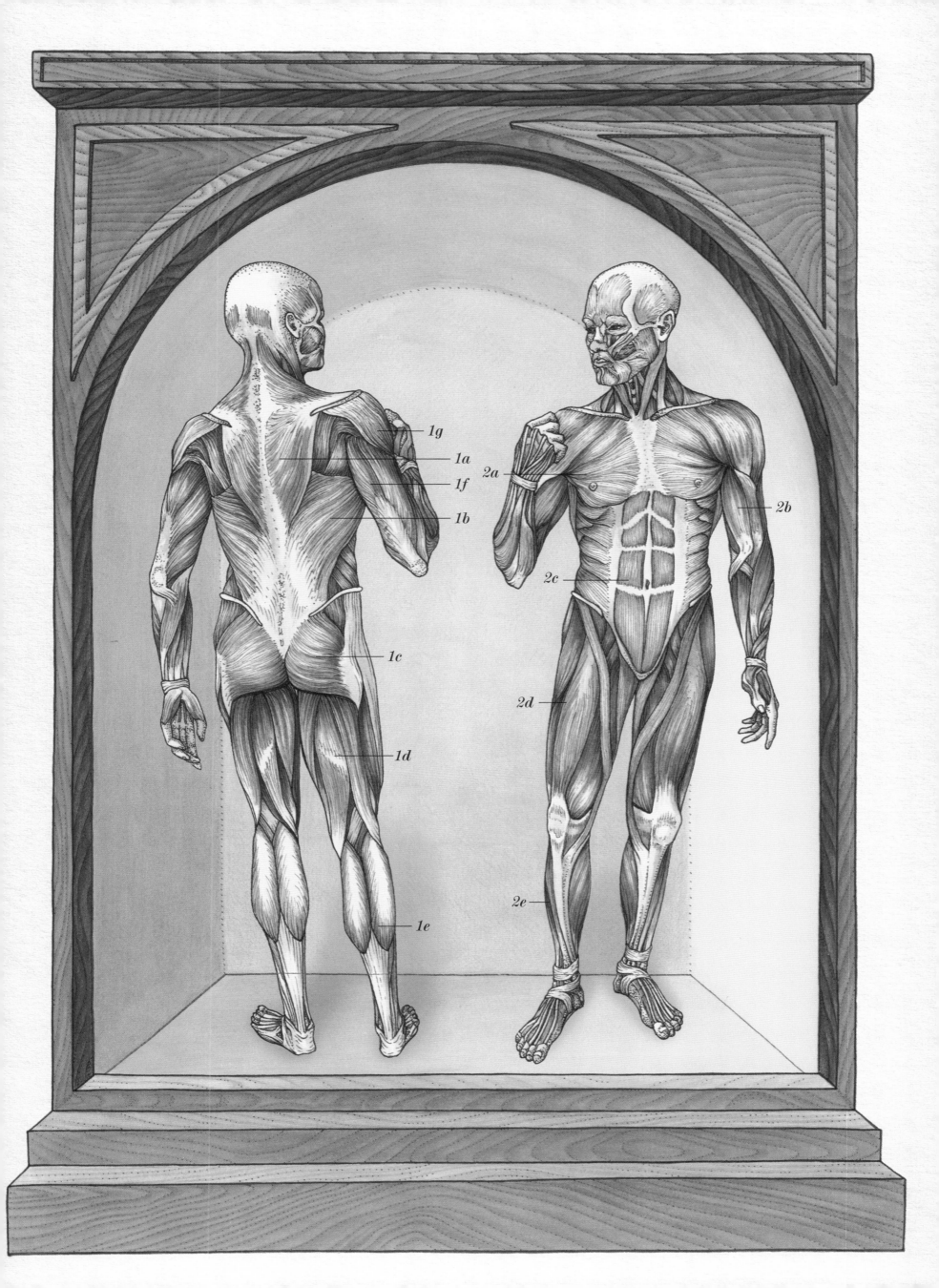

# 肌肉组织

　　肌肉组织由无数个被称为肌细胞的细长细胞组成，肌细胞一起收缩可以使肌肉改变形状。骨骼肌、心肌和平滑肌都由肌细胞组成，但作用方式却大不相同：有些不直接受人的意志支配，是自主运动的，属于不随意肌，如心肌和平滑肌；而有些是通过人的自主意志控制其运动的，属于随意肌，如骨骼肌。

　　附着在人体骨骼上的骨骼肌由排列规则的肌细胞组成，这种肌细胞长而细，又被称为肌纤维。它们聚集在一起形成肌腹——我们能够看到的从皮肤下鼓起的肌肉部分。骨骼肌都处于人的自主意志控制之下，这意味着其运动是经过我们思考的，电信号被脑通过脊髓发送到了肌肉内的神经中。相比之下，心肌和平滑肌会自动运动，而无须经过我们思考。

　　心肌构成心壁，身体其他部位没有这种肌肉。心肌的作用是以稳定的节奏挤压心脏的心室，将血液输送到全身。当电信号在像电线一样的肌肉组织内穿行时，规则的舒缩就会发生。

　　平滑肌出现在血管壁以及泌尿系统和消化道的中空性器官中。它能被神经系统的电信号激活，主要通过收缩或舒张来控制器官内径的宽度。例如，被称为"蠕动"的平滑肌挤压运动可以将食物沿着消化道向下推，就像从管子里挤出牙膏一样。膀胱壁也有平滑肌。事实上，膀胱有一个单独被命名的平滑肌——逼尿肌。当你小便的时候，逼尿肌会将尿液挤压出来。虽然膀胱由属于不随意肌、不受人的意志控制的平滑肌构成，但是它有一个特殊的肌肉瓣膜可以在决定排尿之前阻止尿液流出，从而让我们可以控制在何时何地排空膀胱。

---

## 资料卡

**1.心肌**

**a.**心脏：心肌构成心壁，其通过收缩将血液泵出心脏，并输送到肺部或身体其他部位。

**b.**心肌结构：我们在显微镜下可看到心肌的结构。心肌细胞呈短圆柱形，有分支和横纹，并且每个细胞都包含单个的细胞核。细胞在被称为"闰盘"的区域连接在一起，该区域有助于传输收缩肌肉所需的电信号。

**2.平滑肌**

**a.**胃：胃壁由3层平滑肌组成，每一层的朝向都不同。这些肌肉以搅动的方式运动，能有效地将食物磨碎并混合胃内容物。

**b.**平滑肌结构：从平滑肌的微观结构可以看出，它们有长而细的细胞，每个细胞内都有一个单独的细胞核，但没有横纹。

**3.骨骼肌**

**a.**肱二头肌：所有骨骼肌都至少有一个起点（肌肉在固定骨上的附着点）和一个止点（肌肉在移动骨上的附着点）。肱二头肌有两个起点，这解释了它的名字（二头肌表示两个头）。肱二头肌的收缩可以使手臂弯曲。

**b.**骨骼肌结构：该结构显示了肌肉纤维内的肌细胞，每个细胞内都有多个细胞核，有横纹。

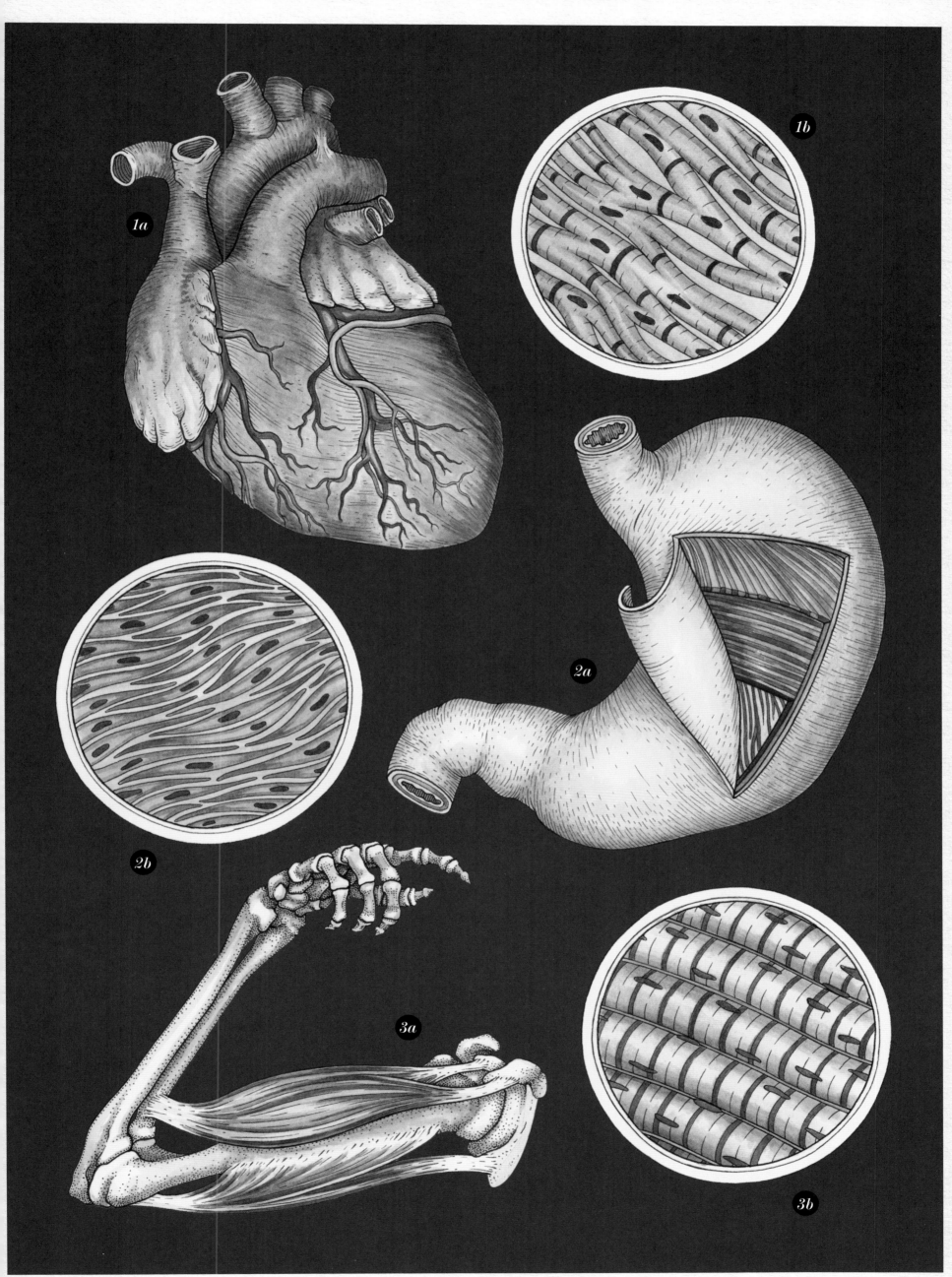

# 手部运动和肌肉

很多动物是用足部做支撑点，利用四肢行走的，这种运动方式被称为四足步态。而人类双足站立、直立行走的姿势被称为双足步态。人类的双手则发展成了多功能的工具。我们的双手，以及它们能够执行的不可思议的不同复杂程度的动作，是我们区别于其他物种的关键。

从早上醒来的那一刻到晚上入睡前，双手几乎不断地被我们使用着。我们需要用手来吃饭、洗漱、拿东西，还要通过手势与别人进行沟通。手部精巧的结构也使我们可以用它们做更多专业的、复杂的动作，比如弹奏乐器，用手机发送信息，扣纽扣或者用钥匙开锁，等等。

有趣的是，手指本身是没什么肌肉的。手指的动作，比如握紧或者伸直，是通过前臂和手掌的肌肉来完成的。这些肌肉的肌腱沿着手指到达指尖，像线一样交织，使手指可以做出各种动作。手掌内的其他小肌肉可以让手指进行更加细微的运动，来完成更精细的动作。

拇指对向是人类手部能做出的最有用的动作之一。这意味着我们可以移动拇指越过手掌，使得拇指的指尖碰到小指的指尖。事实上，我们的手每天在做的大部分动作都依赖于拇指的对向能力。

---

## 资料卡

**1.左手和手腕的骨头**
这27块骨头包括14块指骨、5块掌骨和8块腕骨，它们像拼图一样完美地衔接在一起。
**a.**指骨
**b.**掌骨
**c.**腕骨

**2.手部的软组织**
为了使手掌和手指产生运动，前臂上许多肌肉的长肌腱会向下延伸到手指。这些肌腱被叫作腱鞘的外壳包裹着，腱鞘能帮助肌腱在运动时更加平稳地滑动。此外，手掌上还有许多肌肉可以帮助手部完成精细的动作。

**3.有力抓握**
这种类型的抓握用来提起物体，比如提购物袋或行李箱，握住锤子或球棒之类的物品。

**4.精细抓握**
这种类型的抓握用来捡起小物件，需要手指动作更加精细和准确。
**a.**钳状抓握：这种精细的抓握需要食指和拇指一起做动作。这是捡起小物件的关键。
**b.**动态三角抓握：通常用来握笔。这种精细的抓握动作需要拇指、食指和中指一起做支撑，使动作更精细。

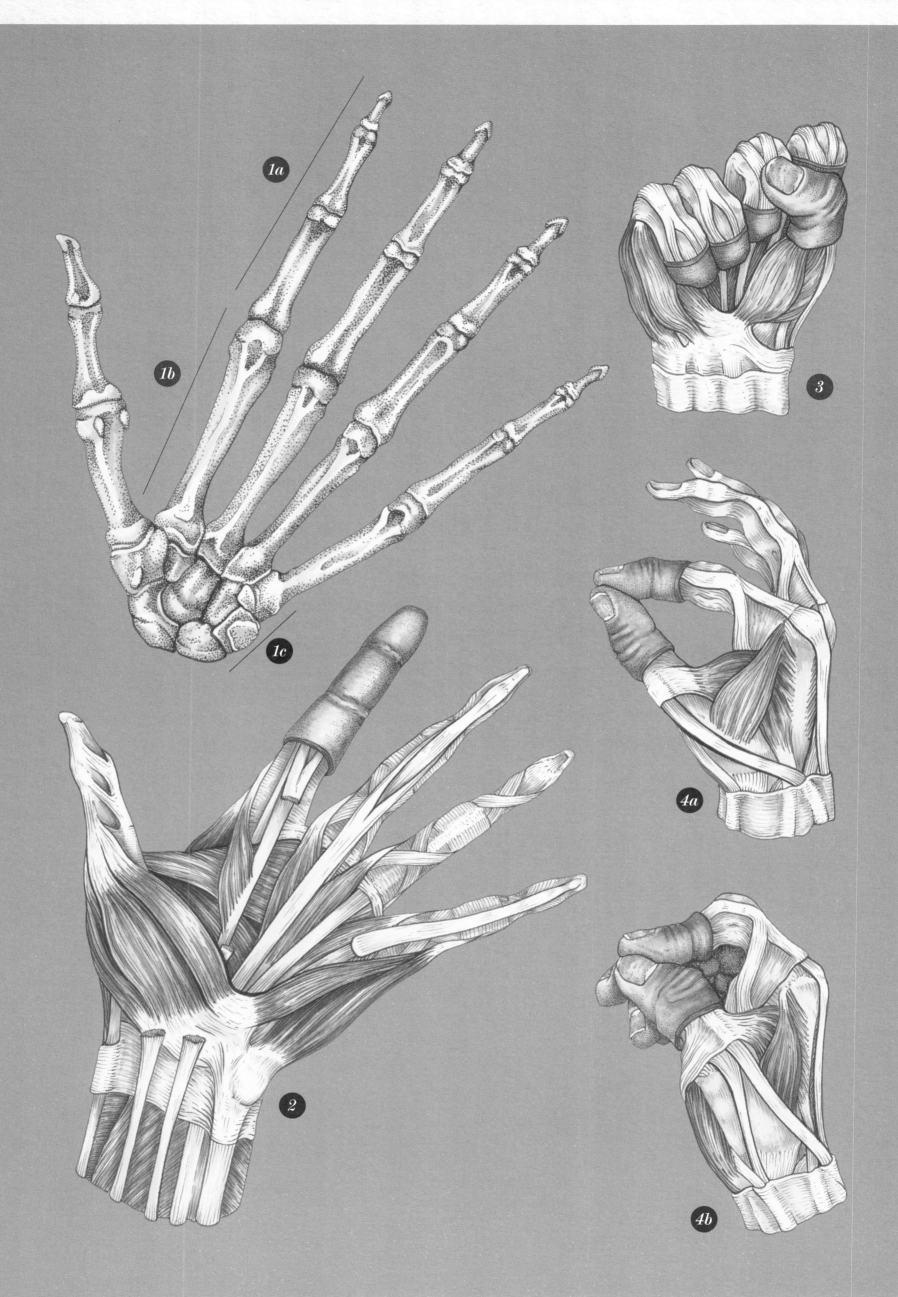

# 面部表情和肌肉

我们经常可以通过一个人的面部表情来感受他的情绪：高兴、伤心、愤怒，还是担忧？有没有一些时候，你的朋友告诉你他"很好"，但是他的表情却出卖了他？即使我们主要是通过语言与他人交流的，我们也有出色的能力注意到并了解对方的身体语言，特别是面部表情，并对其做出回应。

在我们的面部皮肤之下，有超过40块肌肉，这些肌肉与颅骨的骨头连接在一起。它们以多种组合协同工作，使我们能够做出各种各样的面部表情，这对与他人的交流来说非常重要。很多面部肌肉有着明确的功能职责，比如眼部和嘴巴周围的肌肉。环绕眼睛的眼轮匝肌用来闭合眼睑，而负责睁开眼睛的则是其他的面部肌肉。环绕在嘴巴周围的口轮匝肌，收缩时可闭合和噘起嘴唇，因此被称为"吻肌"。这两种轮匝肌的形状非常相似：较平，大致为环形。它们的英文名字来自拉丁语orbis，意思是"圆形的"或者"盘状的"。其他肌肉可以将面部的一部分向上或者向下牵拉。比如，降口角肌可以将嘴角向下拉动，做出伤心的面部表情；上睑提肌可以打开眼睑。前额的额肌被用来传达惊讶的表情，它可以向上拉动眉毛并使前额产生皱纹。人在皱眉或微笑的时候会用到更多的肌肉，因为真正开心的笑容不仅与嘴巴周围肌肉的动作有关，还涉及眼睛周围肌肉无意识的动作，因而我们通常能看出来假笑和真笑的区别。

---

## 资料卡

---

**1.面肌（表情肌）**

a.额肌

b.颞肌

c.眼轮匝肌

d.鼻肌

e.口轮匝肌

f.提上唇肌

g.颧（quán）肌（颧大肌和颧小肌）

h.降口角肌

i.颈阔肌

j.颏（kē）肌

（注：在肌肉分类中，颞肌属于咀嚼肌，颈阔肌属于颈肌。）

**2.接吻的肌肉**

口轮匝肌可以在接吻的时候闭合并噘起嘴唇。

**3.微笑和眨眼的肌肉**

颧大肌可以在微笑时向上拉动嘴角。

眼轮匝肌可以在眨眼睛时闭合眼睑，也可以在微笑时不自主地收缩。

**4.伤心的肌肉**

降口角肌可以将嘴角向下拉动，做出伤心的面部表情。

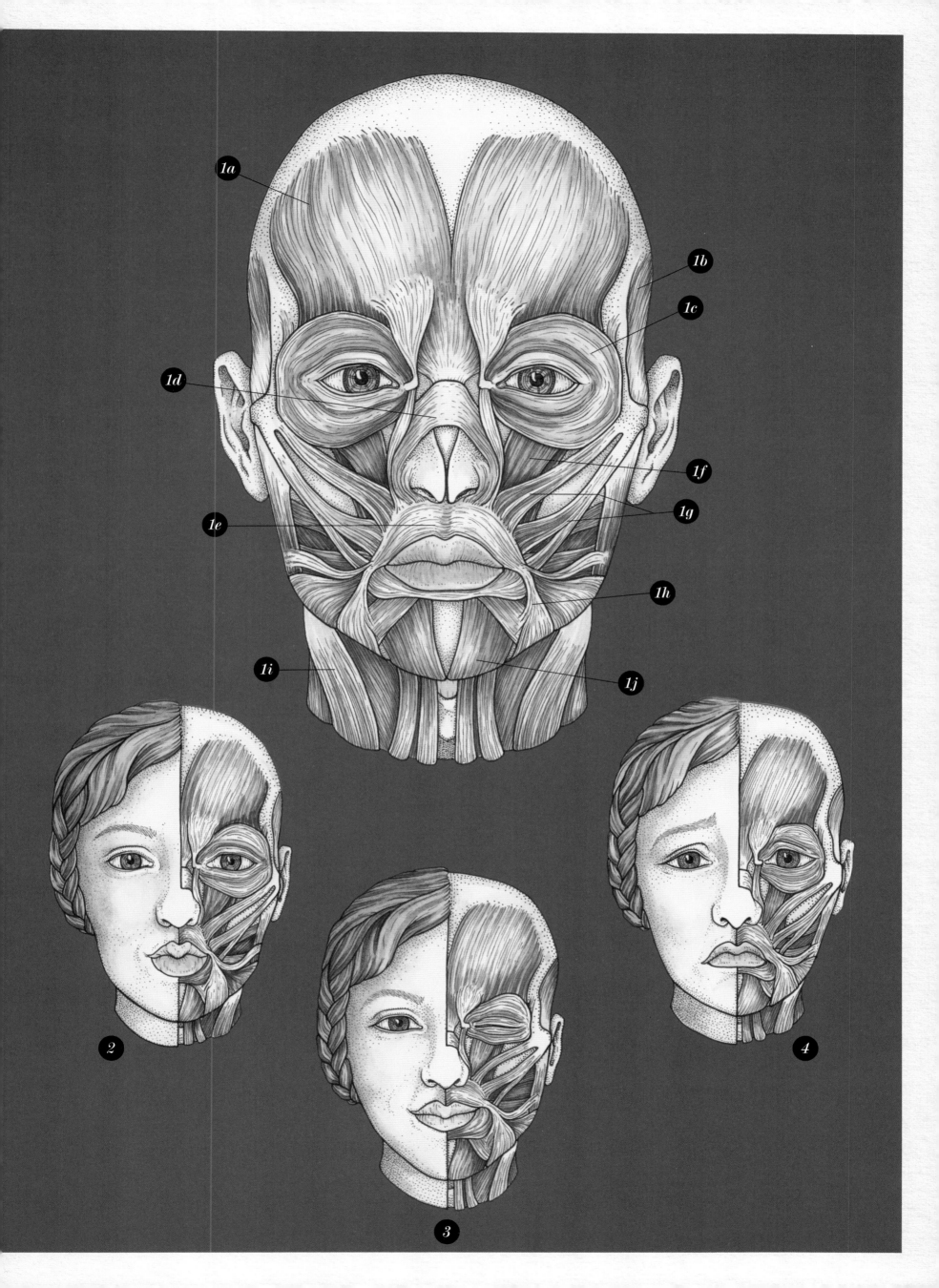

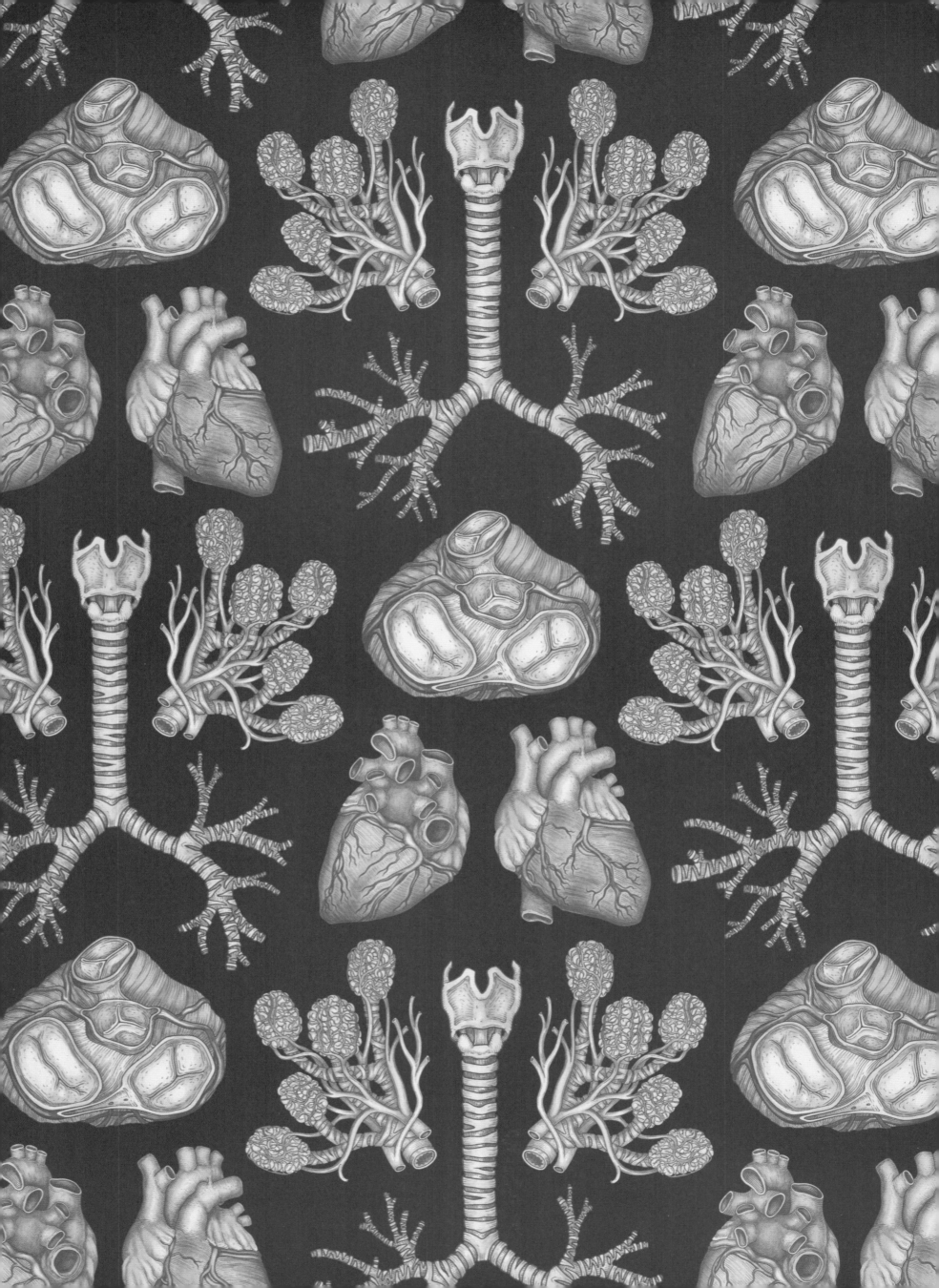

# 二号展馆

# 心血管系统与呼吸系统

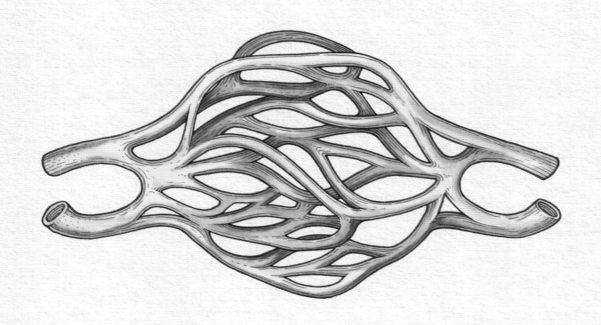

# 心血管系统与呼吸系统

我们吸入的空气中大约20％的气体是氧气，这个比例会随着地域、温度和海拔的不同而不同。让身体获取充足的氧气对人的生命至关重要，失去氧气几分钟就可能会有生命危险。这是因为身体内的每个细胞都需要氧气来转化能量。人体和外界进行气体交换的过程被称为呼吸。当细胞释放能量的时候，它们会产生一种叫作二氧化碳的气体，这种气体需要被排出体外。吸入氧气和呼出二氧化碳是呼吸系统的任务。呼吸系统与心血管系统密切合作，心血管系统负责将血液泵到全身，将氧气输送到全身各个细胞，同时将废气二氧化碳带走。

为了到达身体各个细胞，氧气必须在这两个系统中经历漫长的旅程。首先，空气被鼻子和嘴巴吸入并通过气管到达肺部，在这里，空气中的氧气被转移到血液进入心血管系统。然后，在心脏挤压力量的推动下，携带氧气的血液会在身体巨大复杂的血管网中穿行。每到达一个细胞，血液就把氧气和其他营养物质留下，并带走二氧化碳等废弃物质。经过交换之后，血液回到肺部和心血管系统，将二氧化碳带回到肺部并呼出体外。这个对生命至关重要的过程甚至在我们睡觉时也在发生，每天约有10 000升血液被泵到全身各处。

---

## 资料卡

**1.心脏**

**2.动脉系统**
将血液从心脏运送到身体各部分的血管集合。

**a.**升主动脉

**b.**锁骨下动脉

**c.**肱动脉

**d.**桡动脉

**e.**尺动脉

**f.**降主动脉

**g.**髂（qià）总动脉

**h.**股动脉

**i.**腘（guó）动脉

**j.**胫前动脉

**k.**颈总动脉

**3.静脉系统**
把血液输送到心脏的血管集合。

**a.**上腔静脉

**b.**锁骨下静脉

**c.**贵要静脉

**d.**肘正中静脉

**e.**头静脉

**f.**下腔静脉

**g.**髂总静脉

**h.**股静脉

**i.**腘静脉

**j.**胫前静脉

**k.**颈内静脉

**4.肺**

**5.气管**

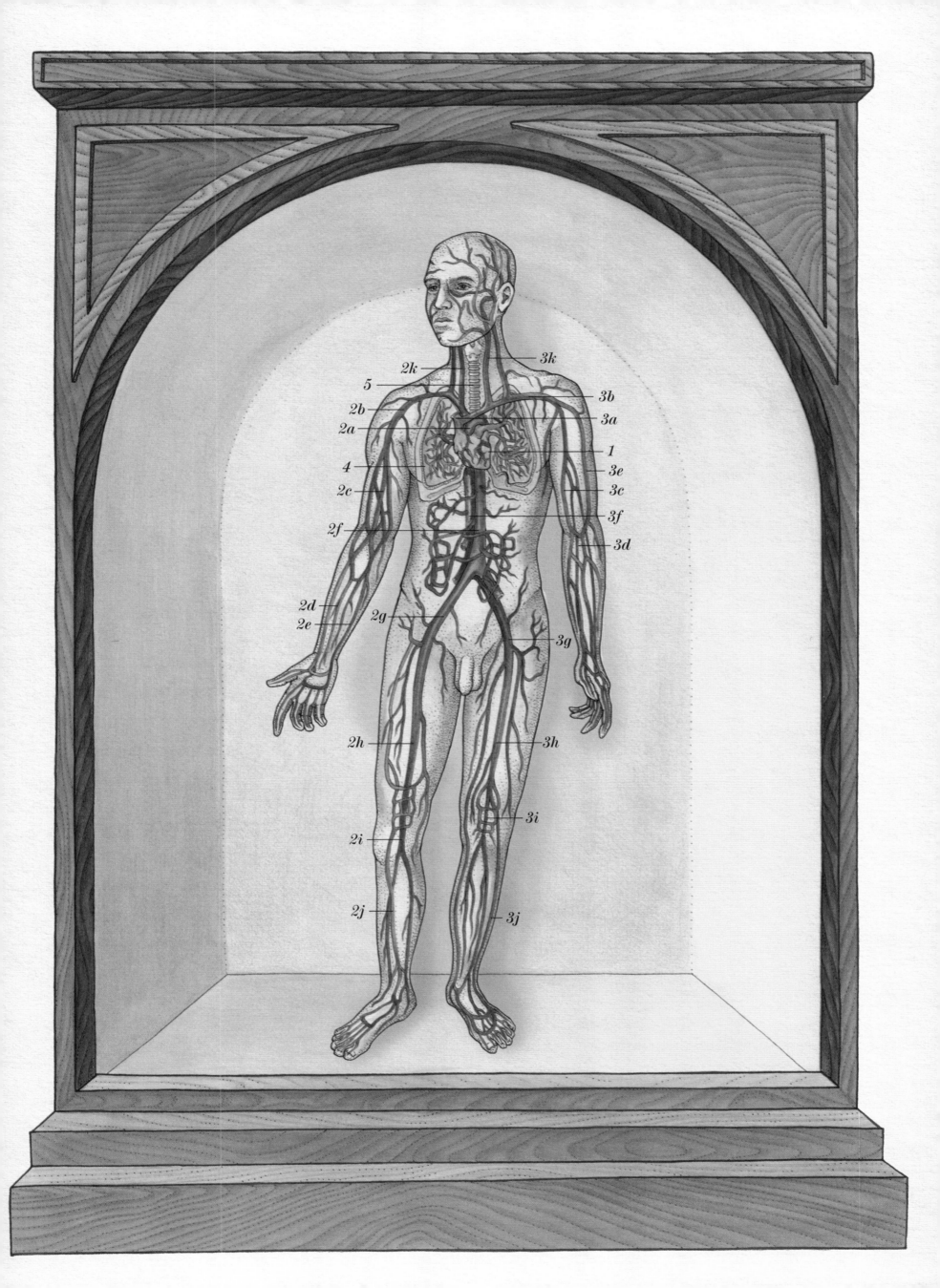

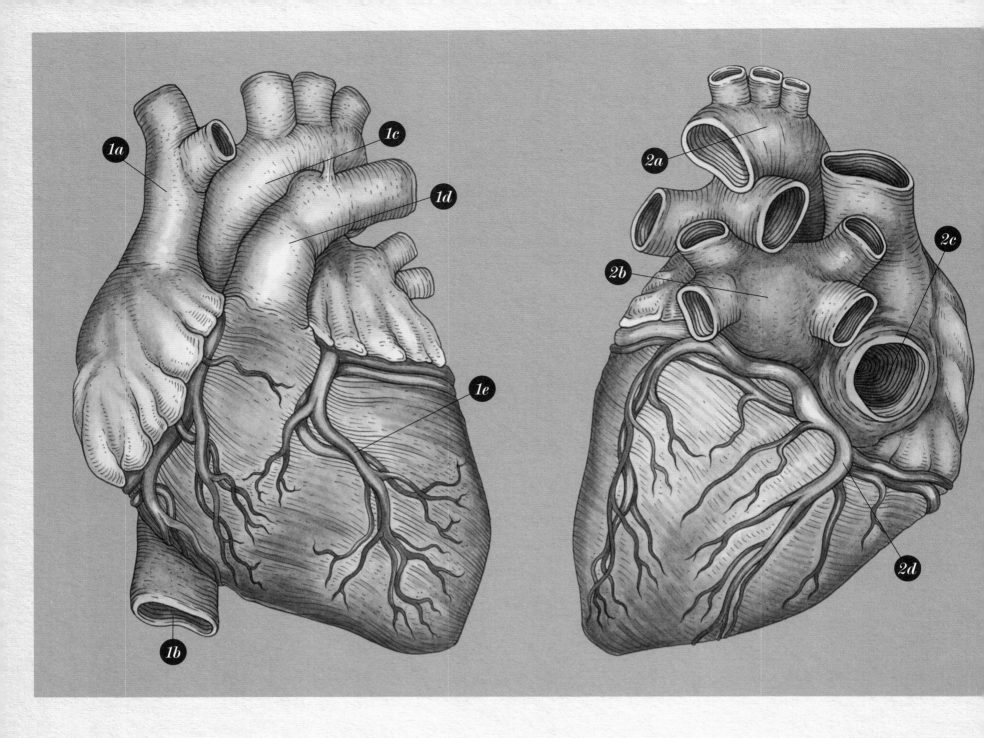

# 心 脏

　　人体中工作强度最大的肌肉器官是心脏，它每天跳动超过100 000次，把血液输送到全身各处。心脏位于胸腔中两肺之间，只有拳头大小。它就像一个特殊的泵，事实上，它是二泵合一，承担维持人体生命必需的工作。心脏的右侧将血液泵向肺部并在肺部获取氧气。充满氧气的血液回到心脏，心脏的左侧将它们泵到身体其他部位。被称为心间隔的肌性厚壁将心脏左右两侧分开，并使每个"泵"中的血液分离。心脏两侧的外观很相似，但左侧要更厚更强壮一些，因为它必须对抗高压，将血液送往全身。

　　心脏泵血的动作是由心肌产生的，心肌收缩（挤压）推动血液在心脏的各部分之间流动。心脏有四个区域（心腔），在底部分成两个心室，在顶部分成两个心房。心脏每次跳动时，心房先收缩，将其中的血液推入心室。然后两个心室收缩，将血液从心脏挤压出去，以使其流向身体的其他部位。收缩后，心肌放松，让心房和心室在下一次收缩前充满血液。这样完整的一次循环，只需要不到一秒钟的时间。

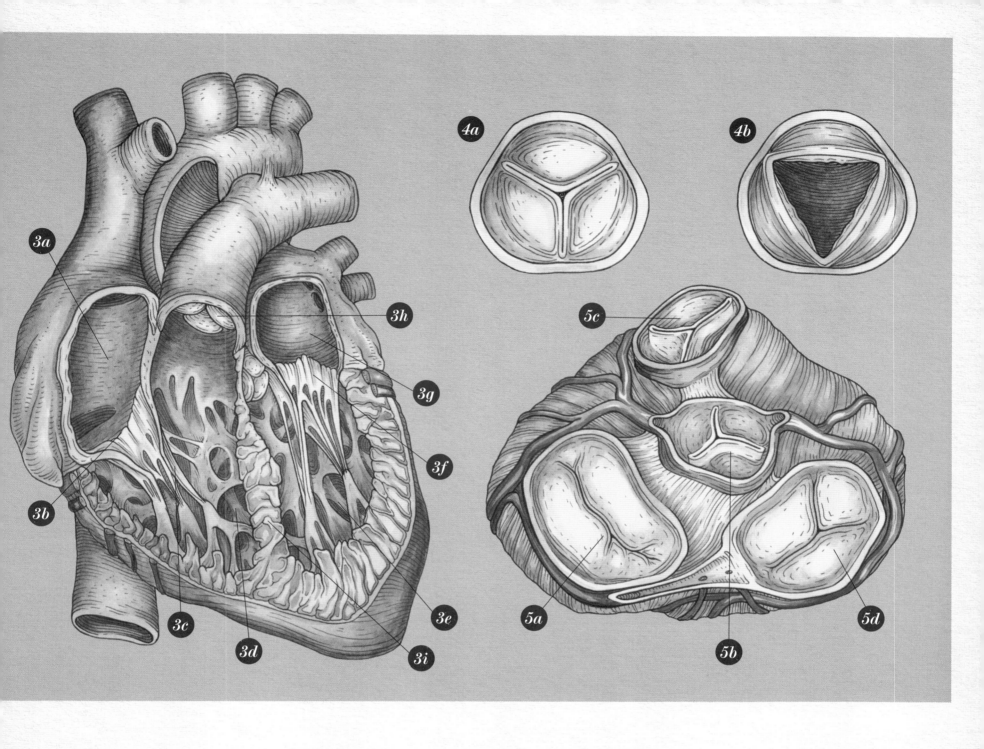

很重要的一点是，心脏里的血液只能朝一个方向流动，不能倒流。为了对此加以控制，心室和心房之间，以及心室和进出心脏的血管之间都存在特殊的瓣膜。瓣膜像活板门一样，让血液能单向流出去，又可以紧紧地关闭，防止血液倒流。心脏瓣膜"砰"地关上，就发出了有节奏的心跳声。

—————————————— 资料卡 ——————————————

**1.心脏，从正面看（前面观）**

a.上腔静脉

b.下腔静脉

c.升主动脉（至身体）

d.肺动脉（至肺）

e.心壁的动脉血管

**2.心脏，从后面看（后面观）**

a.主动脉弓

b.左心房

c.经下腔静脉进入右心房的入口

d.心壁的静脉血管

**3.心脏的内部结构，从正面看（前面观）**

a.右心房

b.三尖瓣

c.腱索

d.右心室

e.左心室

f.二尖瓣

g.左心房

h.肺动脉瓣

i.室间隔

**4.心脏瓣膜**

心房和心室之间、心室和血管之间的瓣膜，能防止血液倒流。

a.关闭状态

b.打开状态

**5.心脏瓣膜，从上面看（顶面观）**

a.二尖瓣

b.主动脉瓣

c.肺动脉瓣

d.三尖瓣

# 血液

　　人的一滴血液中就有数千万个血细胞，这些细胞漂浮在叫作血浆的液体中，血浆中含有蛋白质、无机盐等营养素以及激素等。大约99％的血细胞是红色的红细胞，它们含有一种叫作血红蛋白的红色物质，这种物质能够和氧分子结合，从而使红细胞将氧气运输到全身。相比之下，白细胞只占血细胞约0.2％的比重。它们像军队一样在身体里巡逻，攻击引起人体感染的病菌，并清除受损细胞。血液中的其他细胞是血小板，约占血细胞的0.8％。血小板能帮助伤口止血，可以使血液黏稠，凝结在伤口处，形成保护性的痂。

　　叫作血管的巨大管网让血液流向我们身体的每一个部位，从头部到脚趾。如果将血管网的血管首尾依次相连，其总长度超过12万千米，足以绕地球3圈。在这个管道网中，动脉将血液从心脏带走，静脉将血液输送回心脏，毛细血管将动脉和静脉连通。

　　血管有由平滑肌构成的血管壁。动脉的血管壁厚，因为它必须足够有力，才能够把血液从心脏运往全身。当逐渐远离心脏后，动脉就会分成中动脉、小动脉、微动脉，变得越来越小，就像分叉的树枝一样。当血管到达身体的组织时，它们会变成最细的血管——毛细血管。毛细血管的血管壁只有一层上皮细胞（厚度不到千分之一毫米），氧气和二氧化碳很容易在细胞和血液之间进出。血液流经毛细血管后，再注入微静脉，然后注入小静脉、中静脉。随着离心脏越来越近，静脉会变得越来越粗。静脉血管壁比动脉血管壁薄得多，因为它们输送的血液没有那么大的压力。静脉中的瓣膜确保血液只朝一个方向流动，而不会倒流。在下肢，这一点尤为重要，因为足部的静脉血需要克服重力回流到心脏。

--- 资料卡 ---

**1.动脉**
这些有着厚管壁的血管把血液从心脏输送出去。它们在连接毛细血管前分成较小的动脉。人体最大的动脉是主动脉，成人的主动脉宽约2～3厘米，长约30厘米。主动脉直接从心脏进入胸部和腹部。

**2.毛细血管床**
毛细血管组成毛细血管床，细胞和血液在此进行气体和营养的交换。

**3.静脉**
静脉血管壁比动脉血管壁要薄。静脉血管中的瓣膜能在血液回流心脏时防止其倒流。

**4.血液成分**
a.血浆：激素和营养素等的液态混合物，可使血细胞流动起来。
b.红细胞：这些两面凹的圆碟状细胞使血液呈现红色。红细胞中的血红蛋白能和氧分子结合，从而将氧气带到全身。骨髓中会不断地产生新的红细胞，它们在人体内的寿命大约持续120天，然后被脾脏分解和移除。
c.白细胞：通常比红细胞大，有好几类，是免疫系统的一部分，能帮助身体抵抗病菌的入侵（见第78页）。
d.血小板：最小的血细胞。当身体受伤时，它们会在伤口处聚集起来，释放凝固血液的物质，形成凝血块堵塞伤口，阻止血液流出。

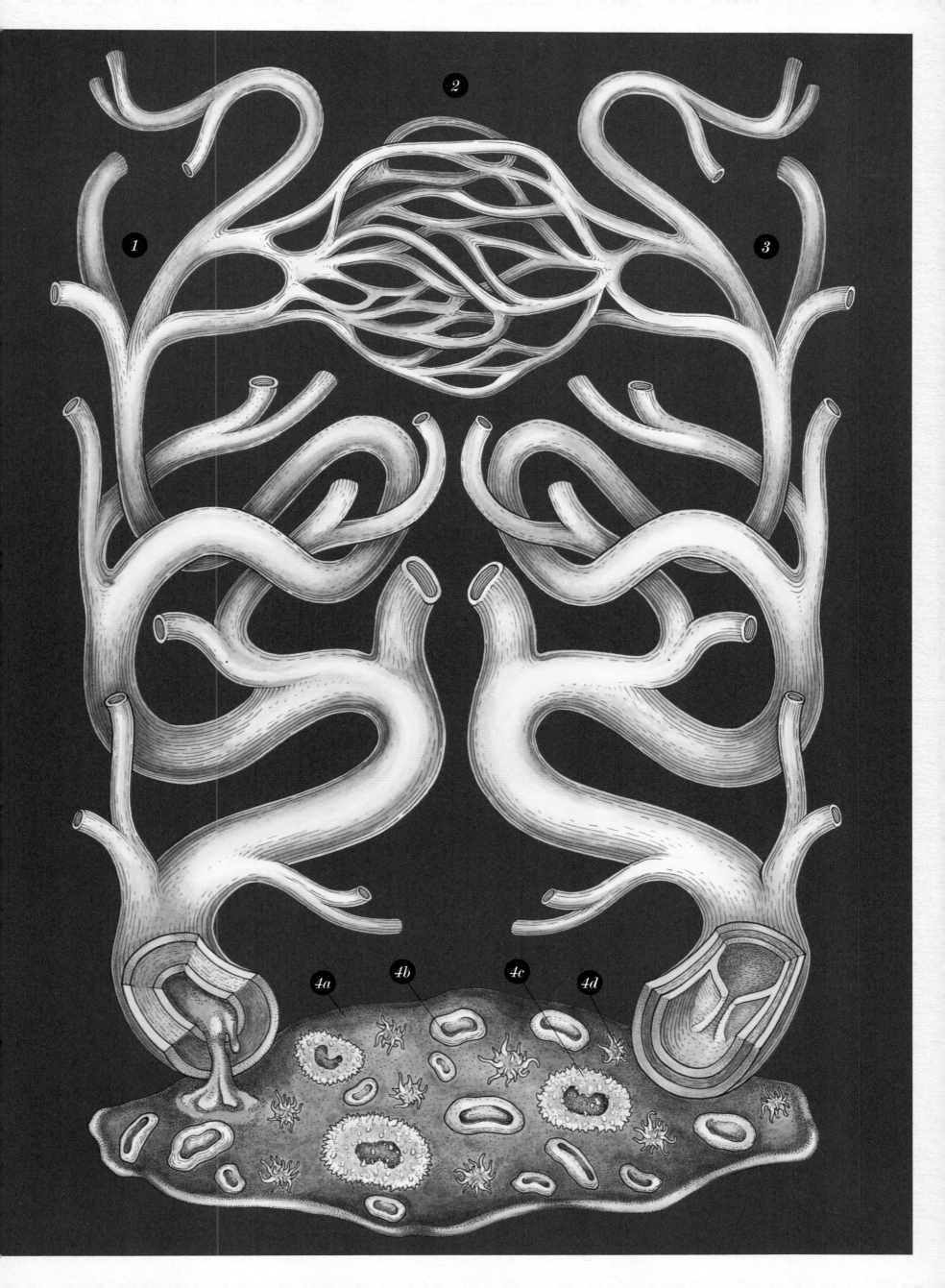

# 呼吸道

　　为了让肺获取氧气，空气必须沿着一定的通道进入体内。这段旅程开始于鼻孔——鼻子上的两个小洞，里面有成百上千的微小鼻毛。当空气被吸入鼻孔时，鼻毛就像过滤器一样，捕捉空气里的灰尘和杂物颗粒，阻止它们进入肺。空气通过鼻孔后，会进入鼻子后面的鼻腔，鼻腔中分泌的黏液会吸附那些残留的灰尘和细菌，使空气得到净化并变得湿润。

　　空气从鼻腔经咽部进入喉部。喉既是呼吸的管道，又是发音的器官。喉部有两个被称为声带的小瓣，当空气通过时，声带会振动。声带打开或关闭以改变说话、喊叫或唱歌时发出的声音。说话时，主要由口腔和嘴唇来形成不同的发音内容，但声音的音量和音调是由喉部负责的。

　　空气流经喉部后进入气管。气管内有软骨环，使气管具有隆起的外观，并确保其保持打开状态，从而为空气到达肺部提供无障碍的、开放的通路。在气管的底部，气管形成分支，出现主支气管，这是两个较小的将空气引导至肺部的气道。

　　食物和空气沿着一些相同的通路被输送，这算是人体结构的一个很大的缺陷。吞咽食物或饮水时，被称为会厌的类似活板门的巧妙装置关闭，食物或饮料会被直接送至胃。但是，如果会厌没有关闭严实，食物就会进入气管。通常，可以通过咳嗽挤压肺部的空气而使异物从气管排出。如果不能及时清除异物，它就会阻止空气进入肺部，甚至导致人死亡。

---

## 资料卡

**1.上呼吸道，纵剖面**

a.鼻孔

b.鼻腔

c.咽

d.喉

e.声带

f.蝶窦

**2.声带，从上面看（顶面观）**

a.打开状态：正常呼吸时声带打开，让空气轻松通过。

b.闭合状态：两条声带拉紧，只留一个小间隙让空气通过，产生声音。我们说话的音量和音调会因声带的状态不同而改变。

**3.喉，从前面看（前面观）**

a.舌骨：人体内唯一不和别的骨头相连的骨头。它是通过膜与其他结构相连的。

b.甲状软骨：看起来像一块盾甲，其突出的部位叫喉结，男性的喉结尤其明显。在英语的表达中，喉结被称为"亚当的苹果"。

c.环状软骨：通过膜与气管相连。

d.气管：由一系列C形软骨环构成的开放管道。

**4.喉，纵剖面，从后面看（后面观）**

a.会厌：喉部最上方的叶瓣状软骨，吞咽时会封闭喉部的入口，以阻止食物或液体进入气管内。

b.甲状软骨

c.杓状软骨：这些突起看起来像两条鲨鱼鳍，能帮助声带产生运动。

d.气管软骨：由14～17个C形透明软骨环构成。

e.气管肌：在打喷嚏或咳嗽时，使喉部收缩的肌肉。

**5.下呼吸道**

a.气管

b.气管杈：气管和两条主支气管的分叉处。

c.主支气管：在这里，气道进入肺部，并逐渐分支成越来越小的气管。

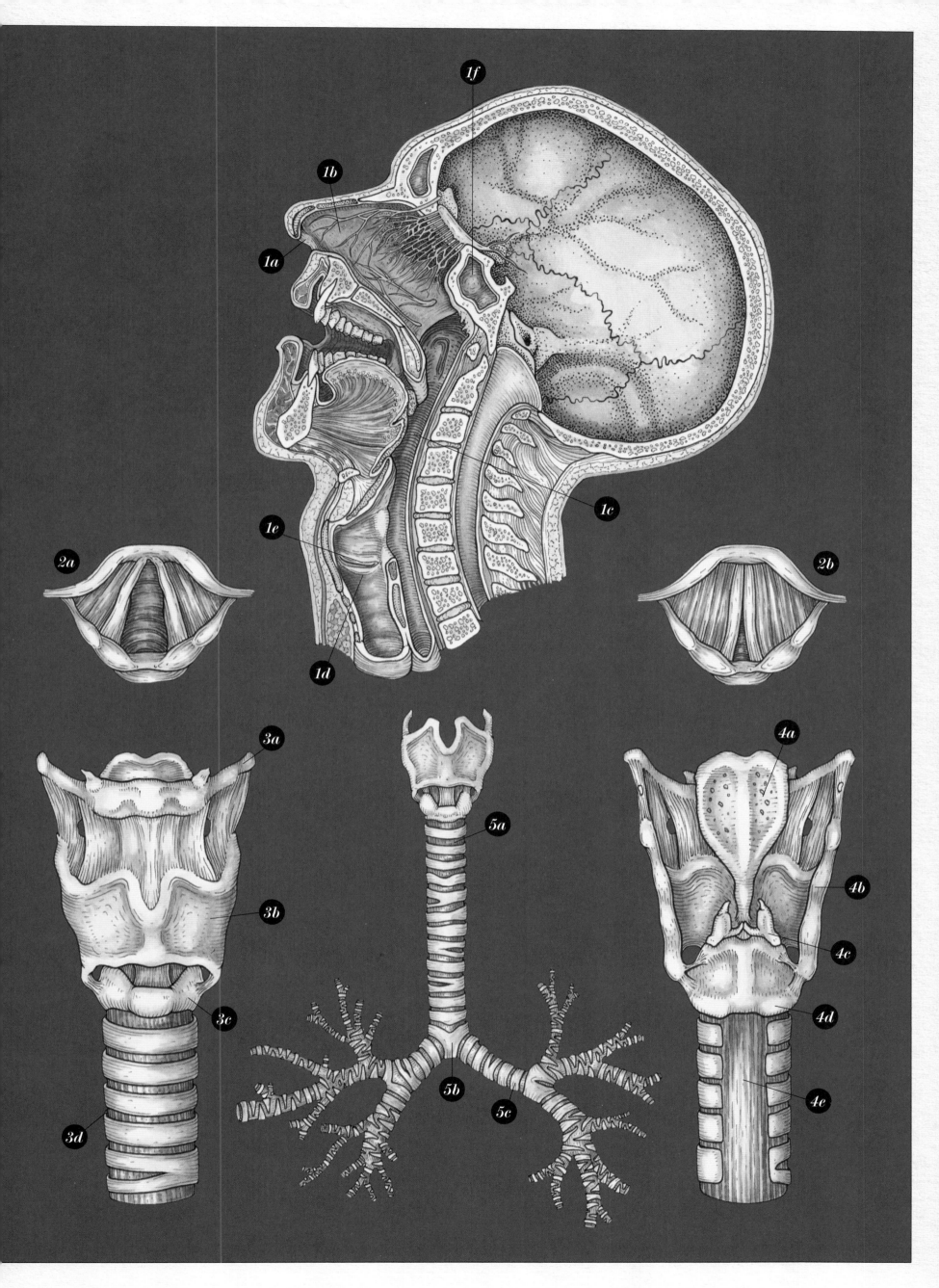

# 肺

　　我们每天要呼吸约10 000升的空气以保持细胞的活力和健康，让这些空气进出身体是肺的责任。这对器官以每分钟15次左右的频率吸入和呼出空气，并将所吸入的空气中的氧气转移到血液中，同时将二氧化碳从血液中转移出去，随着呼气的过程排出体外。

　　空气进入肺部后，就开始了在各级分支气管组成的网络中的传输之旅。随着旅行越来越深入，气管变得越来越细小。最后，空气到达被称为肺泡的封闭的小囊。众多肺泡像一小串葡萄一样，每个肺泡外面都包绕着毛细血管（见第32页）。肺泡壁和毛细血管壁只有一层上皮细胞，所以气体可以很容易地在肺泡和血液之间进行交换。一个成年人的肺里有数亿个肺泡，这意味着其总表面积异常巨大，能尽可能快地交换尽可能多的气体。事实上，肺泡的总表面积估计比一个网球场还大！

　　两个肺位于胸腔内。右肺分为3个部分，即3个肺叶，比左肺稍大，左肺只有2个肺叶。较小的左肺为处于两肺之间的心脏腾出了空间。在肺的正下方，有一块大的圆顶状肌肉，叫作横膈膜，它将胸腔和腹腔的器官分开。当我们吸气时，横膈膜向下和向外拉，帮助胸廓空间增大，这样可以让肺部充满空气，像气球一样膨胀；当我们呼气时，横膈膜放松并推动肺部，将空气挤出。这个循环在人体处于休息状态时每分钟发生12～20次，在运动状态时，随着呼吸频率的增加，发生的次数更多。

---

资料卡

---

**1.肺**

a.气管

b.主支气管

c.细支气管

d.胸膜：包裹着肺的内含浆液的两层薄膜。它们能在肺部充气和放气时起到润滑作用。

e.右肺

f.左肺

**2.肺泡**

a.小动脉

b.小静脉

c.毛细血管床

肺泡聚集成葡萄串状。毛细血管包绕在肺泡周围，有利于血液和肺泡间的

气体交换。

**3.肺泡（纵剖面）**

每一簇葡萄状的肺泡团里都有几十个单独的肺泡，肺泡壁只有一层上皮细胞，所以肺泡中的氧气可以很容易地进入血液。

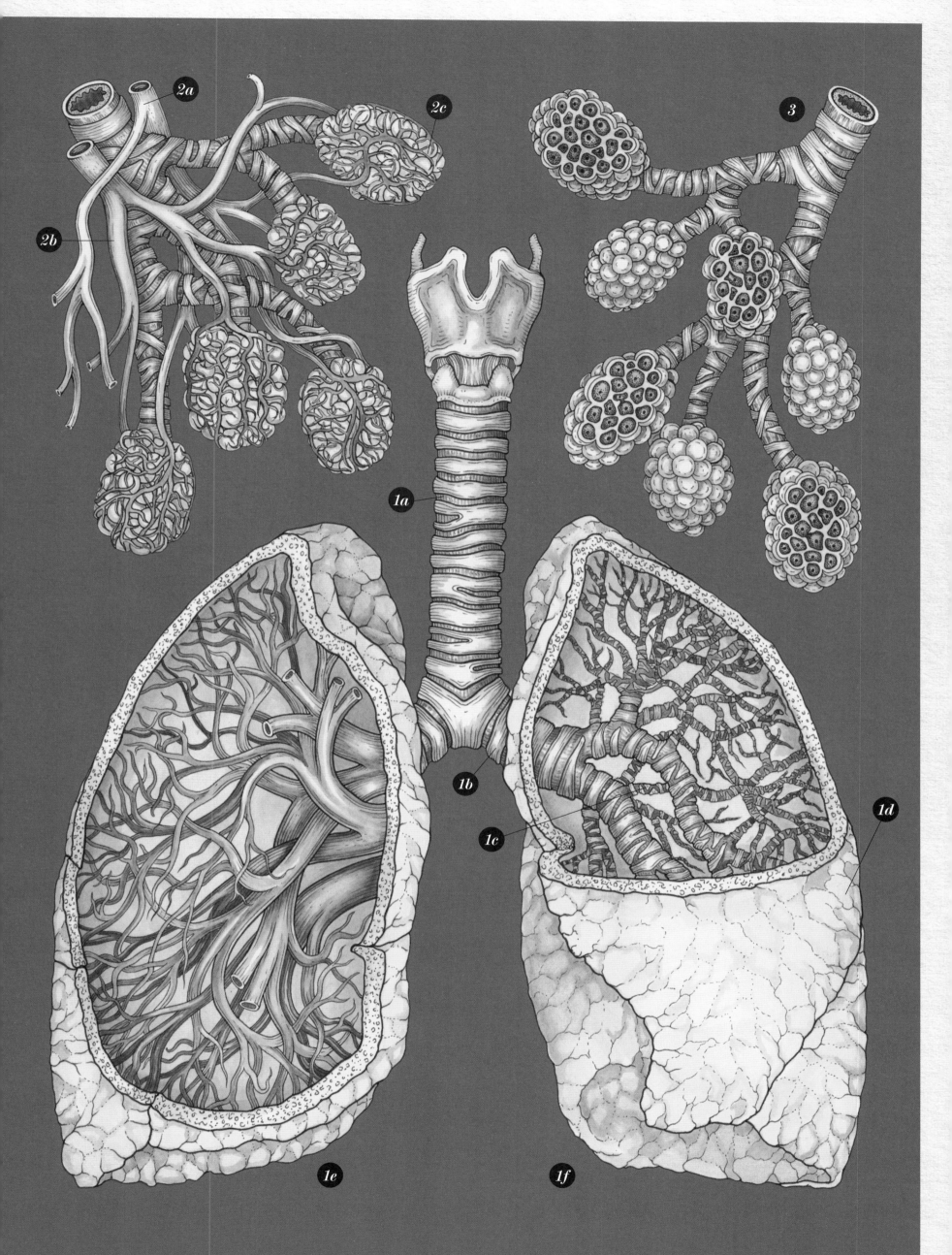

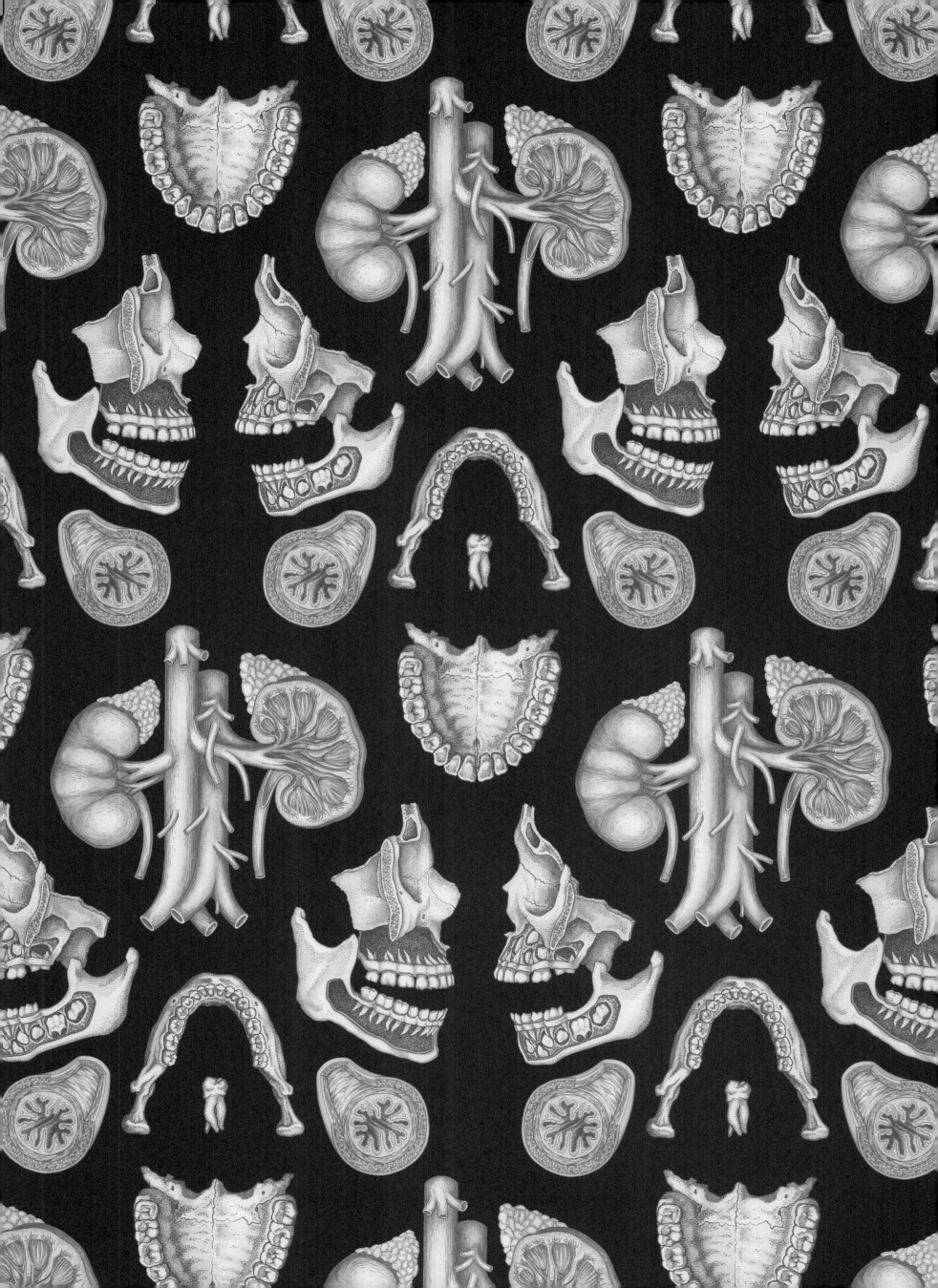

三号展馆

# 消化系统与泌尿系统

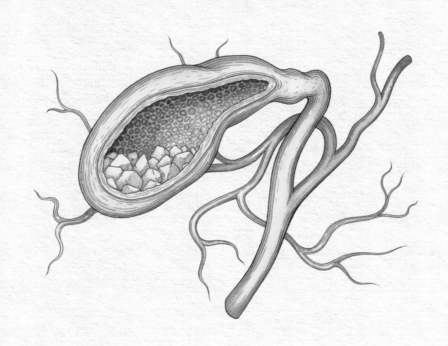

# 消化系统

消化系统是一个聪明的"食品加工厂"，它不断地工作，将食物分解处理成身体需要的营养素，并清除剩余的废物。消化系统的主要部分是消化管——约7米多长的肌肉管道，大部分迂回盘曲在腹腔。消化管由7个相互连接的器官组成，有效地形成了从口腔到肛门的直接通路。

食物进入人体的第一站是口腔，食物被咀嚼和吞咽后，通过咽部进入食管，然后进入胃。在胃里，食物被分解成黏稠的食糜，之后进入小肠，最后进入大肠。小肠是吸收营养物质的重要器官，在这里，食物中的养分进入了血液。在大肠里，食物残渣会形成粪便，最后通过直肠从肛门排出体外。

分解食物以产生能量的过程被称为消化。消化的主要任务是把复杂的食物大分子转变成人体可以吸收的小分子。一方面，食物被机械性消化——用磨碎的方式，将食物分解成物理上更小的小块，最初是嘴巴里的咀嚼，然后是胃的搅动和混合。另一方面，食物也通过化学方式被消化——被称为酶的特殊物质（唾液、胃液、肠液中就含有各种酶）将脂肪、蛋白质和碳水化合物等营养物质分解成更小的部分，如氨基酸、葡萄糖等，为身体提供能量。

消化管是食物在身体中的主要通路，但它并不是单独起作用的，肝、胆囊和胰都通过向消化道释放特殊的化学物质来帮助消化。神经信号和激素综合发挥作用，来控制进食、消化和排便等复杂的过程。情绪也会影响消化系统。想一想，你有没有曾在紧张的时候体会到"胃里好像有蝴蝶在扑扇"的感觉？或者你是否曾因为厌恶某个东西而感到恶心反胃？

---

## 资料卡

**1.口腔**
食物进入消化系统的入口。

**2.咽**
连接口腔和食管。

**3.食管**
连接咽和胃的长长的肌肉管道。

**4.胃**
受纳和消化食物的肌肉袋。

**5.小肠**
连接胃和大肠的长通道。食物在小肠里得到充分消化，其所含的营养素被吸收到人体的血液中。

**6.大肠**
消化后的食物残渣会在大肠内被吸收掉水分，并形成粪便，随后进入直肠，通过肛门排出体外。

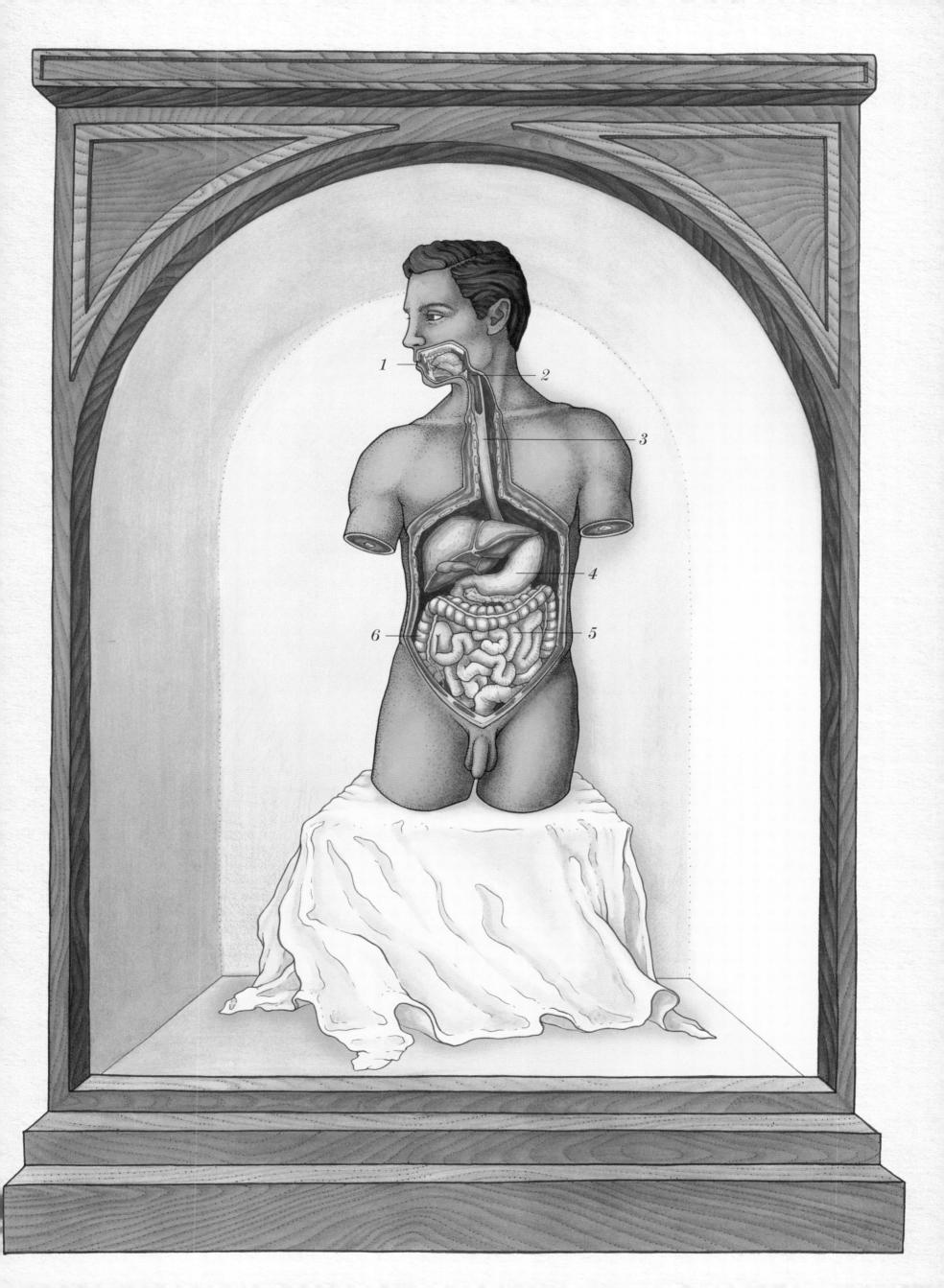

# 口腔与咽

　　口腔，也就是我们常说的嘴巴，是通向身体内部的大门，也是所有食物和饮品开始消化系统之旅的起点。甚至在你吃第一口食物之前，你的身体就开始为消化做准备了。烹饪食物产生的香味（有时只是想到美味的饭菜）就足以让唾液腺启动。唾液腺平均每天分泌出约2升的水状液体，也就是唾液。除了让吃的食物变得湿润，容易被吞咽外，唾液中还含有叫作"酶"的化学物质，可以分解食物中的复杂大分子。牙齿则可以将食物磨碎，并与舌头一起，将食物塑形成被称为"食团"的容易吞咽的黏滑团块。

　　在吞咽的那一刻，一项重要的安全机制在咽的顶部启动：叫作会厌的小"活板门"就位，堵住气管的入口，使食物和饮品滑入食管。这确保食物或饮品不会意外进入呼吸系统。有时候如果会厌没能把好关，吃喝的东西就可能"走错路"，不过一般通过咳嗽就能将它们清除出呼吸道，而不至于对人体造成伤害。

　　之后，食团会沿着食管这条长长的肌肉管道向下运动。食管可不像滑梯那样能让食团直接溜下去，而是食管的肌肉舒张和收缩，向下挤压食团，使食团蠕动着朝胃前进。难以置信的是，这意味着即使你倒立着吞咽，食团仍然会到达胃里。

---

资料卡

---

**1.口腔**

a.牙齿：这32颗牙齿用来将食物撕碎、磨碎成可以吞咽的小块。

b.舌头：这个器官由好几块肌肉组成，其中最大的是颏舌肌。在吞咽过程中，舌头使食物成形，变成食团，并将其推向口腔后部。

**2.咽**

a.食团

b.会厌：这是呼吸系统和消化系统共有的器官。吞咽时，它会封闭喉部的入口，防止食物或饮品进入气管。

**3.食管**

这根肌肉管道长约25厘米，是消化管中最狭窄的部分，它连接咽和胃，输送食团。

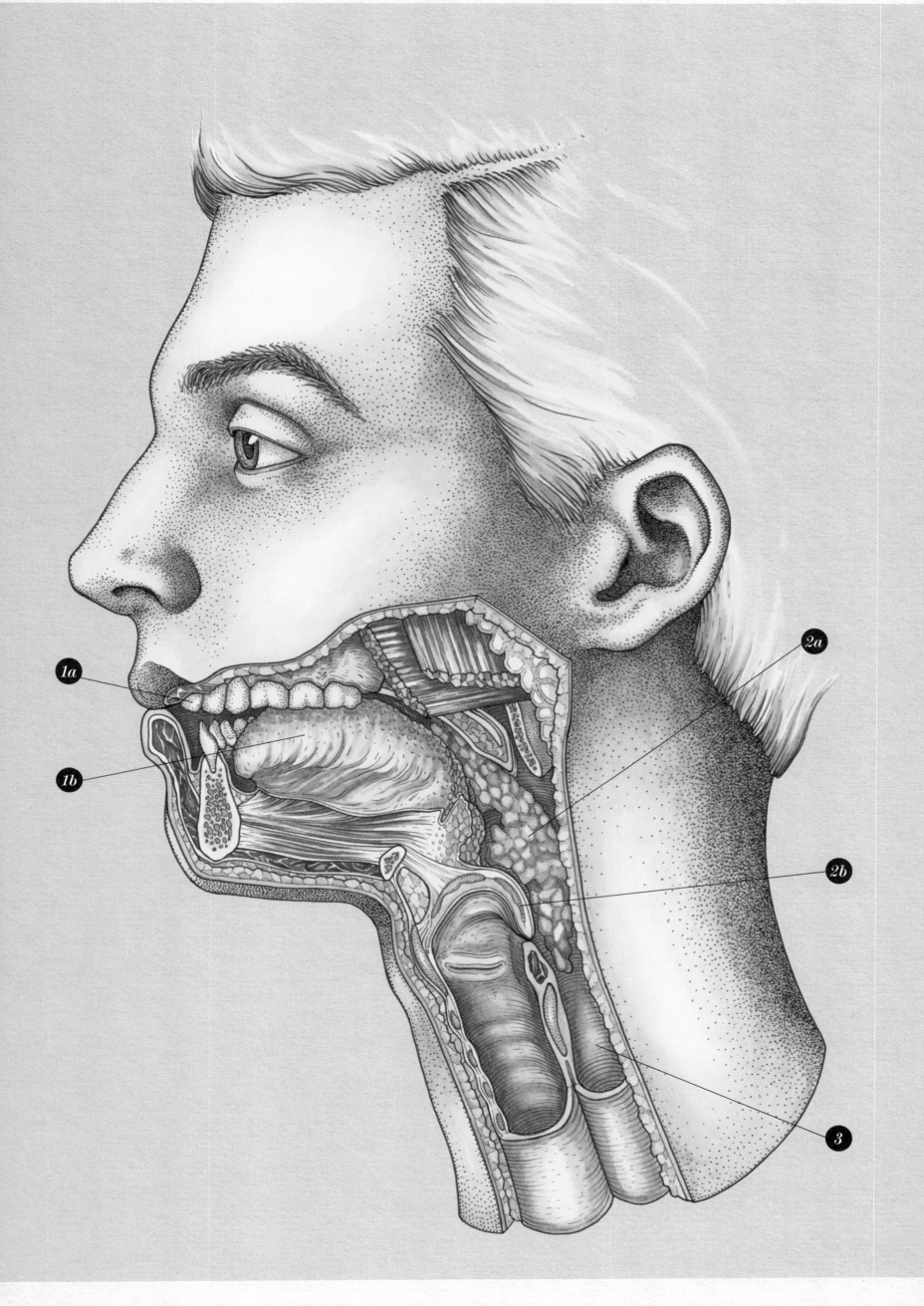

# 牙齿

　　成人的牙齿全部长出后共有32颗，上颌、下颌分别排列16颗。它们的工作是撕咬、切断、磨碎、嚼烂食物，使食物易于吞咽。

　　刚出生的婴儿通常没有牙齿。6个月左右大的时候，婴儿的第一颗牙萌出。慢慢地，牙齿逐渐在口腔全部长出。3岁左右的孩子就有了20颗完整的乳牙，或者叫"奶牙"。6岁左右，乳牙开始被上颌、下颌的恒牙挤掉，逐渐更换为恒牙。大多数人30多岁时会有32颗牙齿，其中4颗智齿位于口腔的最里面。智齿通常在青春期才萌出，有的人要到更晚，而且容易形成阻生牙，就是不能萌出到正常咬合位置的牙齿。恒牙是成人最后一套牙齿，需要使用一辈子（牙齿不能自我修复）。龋齿（也叫蛀牙）意味着牙齿上有洞，需要牙医来修复。如果蛀牙太严重，或者牙齿因外伤而受损，那整颗牙齿就可能需要被拔掉。

　　通过牙齿的不同形状及其在口腔内的位置，我们可以很容易地判断它们的功能。口腔前面的是切牙，锋利、薄，很容易切断食物。紧靠切牙的是尖牙，形状很尖，用来撕咬食物。位于口腔后部的前磨牙和磨牙呈立方状，顶部有沟、嵴。磨牙非常适合在咀嚼过程中研磨和粉碎食物。

　　牙齿的基本结构是相同的，都由好几层物质组成。最外层的牙釉质就像一层保护性的盔甲，它包裹着牙冠（暴露于口腔、露出于牙龈的部分），由于富含钙等矿物质，使牙齿呈现白色。牙釉质下面是牙质，这种硬物质保护着牙齿中央的牙髓。牙髓由结缔组织、神经和血管组成，内含丰富的感觉神经末梢。牙根是嵌入牙龈所覆盖着的牙槽内的部分。牙根的表面覆有牙骨质，这是一层硬结缔组织，可使牙根与牙槽骨紧密相连。

## 资料卡

**1.成人颅骨中的牙齿**
牙根深入上颌骨、下颌骨的牙槽内。

**2.儿童颅骨中的牙齿**
在这里，我们可以看到乳牙后面的恒牙。恒牙在儿童期会挤掉松动的乳牙，逐渐萌出。

**3.成人牙齿的类型**
a.磨牙（12颗）：包括最后长出的智齿，有扁平而宽的表面，用来研磨和粉碎食物。

b.前磨牙（8颗）：比磨牙小，也可以磨碎食物。

c.尖牙（4颗）：上颌、下颌各有2颗尖牙。它们有锋利、尖锐的表面，用来撕咬食物。

d.切牙（8颗）：上颌、下颌各有4颗切牙。它们扁平而薄，就像刀一样，可以切断食物。

**4.上颌，从下面看（底面观）**

**5.下颌，从上面看（顶面观）**

**6.牙齿的结构**

a.牙釉质：牙齿最坚硬的外层。

b.牙本质：位于牙釉质下面，硬度次于牙釉质。

c.牙髓：位于牙齿内部，含有血管和神经等。

d.牙根：牙齿固定在牙槽内的部分。

e.牙骨质：这种坚硬的物质包覆着牙根，并使牙根和牙槽骨紧密相连。

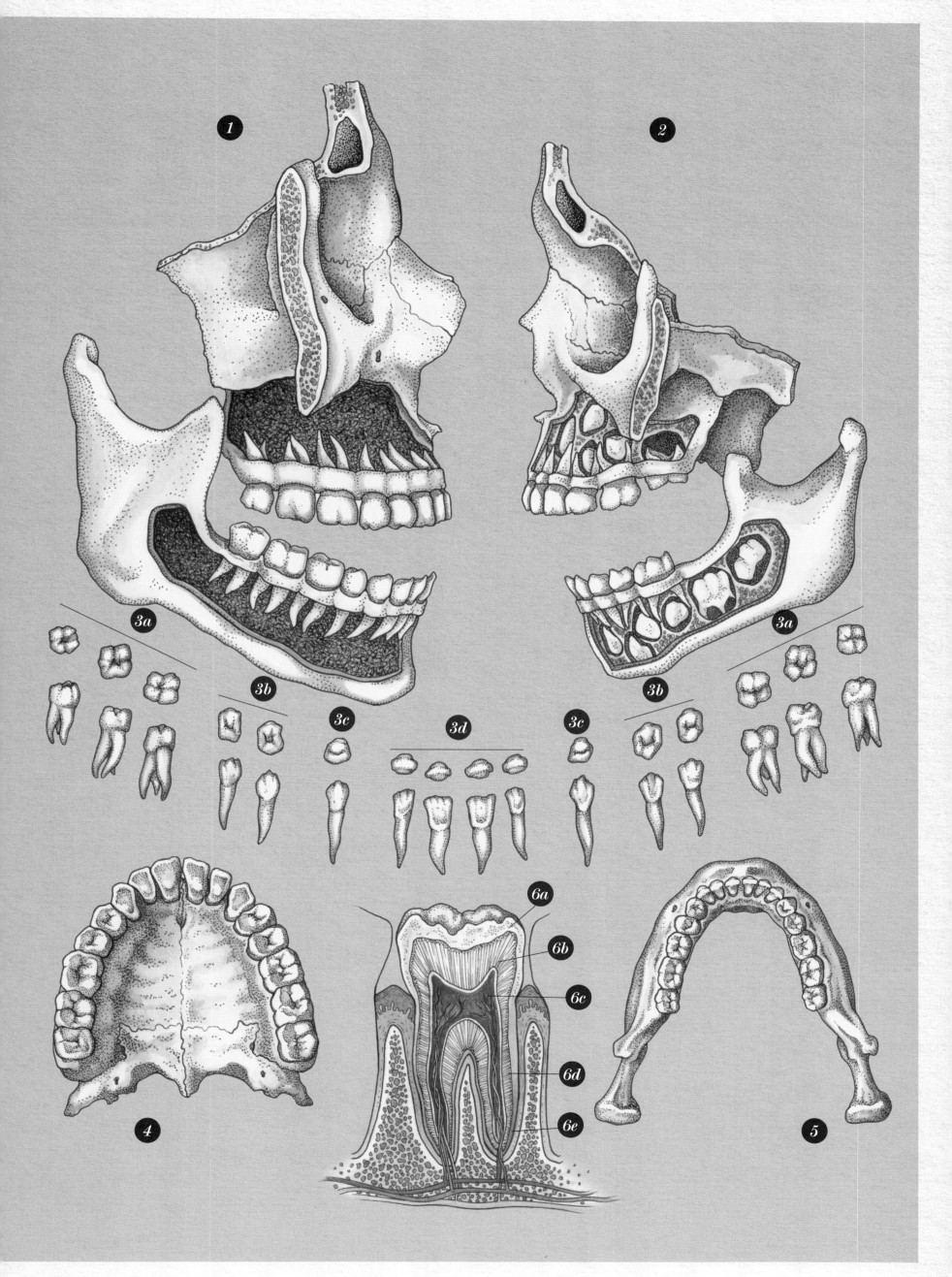

# 胃

食团被输送到了胃——位于腹腔上方偏左侧的肌肉袋。胃受纳我们所吃的食物，并大力搅拌，使之与胃酸混合。然后，产生的混合物——被称作食糜的黏稠物被输送到消化管的下一部分。

胃壁的黏膜层每天分泌大约1.5升胃酸。胃酸以化学方式来消化食物——把大分子分解成小分子（见第40页），它也有助于杀死食物中的危险细菌。胃黏膜表面有一层黏液，能阻止胃壁被胃酸破坏。偶然的感染会阻止这层黏液的产生，使胃酸侵蚀胃，导致胃部产生溃疡。

胃壁的平滑肌较厚，分为3层。这些肌肉层中的纤维由外到内以不同的方向运行：从上到下，从左到右，以及对角线倾斜。这意味着当平滑肌收缩时，胃会以搅动或混合移动的形式运动，从而促进食糜的形成。如果一段时间没有进食，你是否会听到胃发出"咕噜咕噜"的声音？那就是胃在搅动时发出的声音。如果胃空了，里面充满了气体，没有食物，"咕噜咕噜"的声音就会更大。一个成年人的胃可以容纳1～2升的食物和饮品。为了适应胃扩张的需要，胃黏膜折叠成许多皱襞，这些皱襞会随着胃的充盈而被拉伸变平坦。胃壁上的特殊感受器可以告诉你胃已扩张，从而让你有一种"吃饱了"的感觉。

不同的食物在胃中停留的时间是不一样的，从几十分钟到几个小时。水果和做熟的蔬菜这些简单易消化的食物会被很快消化，丰富而油腻的食物则可能要花费好几个小时。一旦食糜准备好离开胃，胃底部的一个特殊阀门就会打开，给食糜放行，使它们逐次、少量地进入小肠。

--- 资料卡 ---

**1.食管**
连接咽和胃的肌肉管道。

**2.贲（bēn）门括约肌**
这一环形的平滑肌就像一个阀门，可以让食物进入胃，同时防止食物和胃酸反流到食管。

**3.胃壁肌层**
a.斜肌

b.环肌

c.纵肌

**4.胃**
这个肌肉袋的内表面有很厚的褶皱，叫作黏膜皱襞。当胃充盈时，黏膜皱襞会伸展，让胃膨胀。

**5.幽门括约肌**
一种环形的平滑肌，控制着把食糜从

胃释放到小肠的节奏，并防止食糜逆流到胃中。

**6.十二指肠**
这是小肠的第一部分。

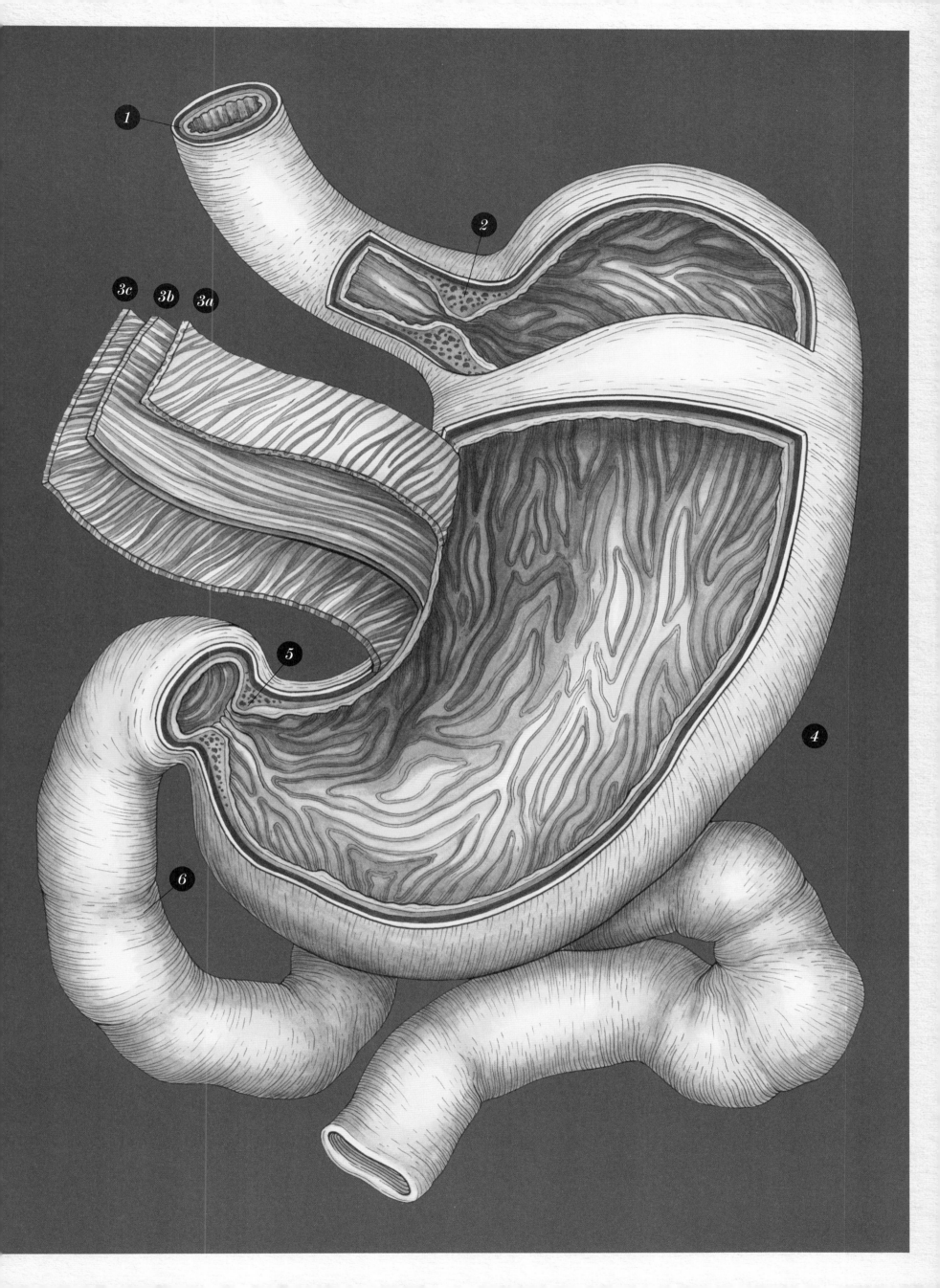

# 肠

　　长长的小肠是人体消化和吸收（见第40页）最重要的场所。尽管名字叫小肠，但小肠实际上是消化系统最长的部分。事实上，器官名称小肠、大肠中的"小"和"大"指的是肠的宽度，而不是长度。小肠从胃的出口开始，可分为3部分：十二指肠、空肠和回肠。十二指肠短而弯曲，在这里，来自胃的酸性食糜与肝脏、胆囊和胰腺分泌的碱性液体相遇，食糜的酸性降低，确保肠道的消化酶能够正常工作。在此之后，食糜在肠道肌肉规则收缩的蠕动作用下，沿着空肠和回肠迂回曲折地前进。沿途，食糜继续被消化和吸收。

　　小肠肠壁的内表面有很多环状皱襞，上面还有数以百万计的被称为小肠绒毛的微小指状突起，这些大大增加了小肠的表面积——如果将小肠全部展开铺平，其面积可达大约250平方米，这使得营养物质可以直接进入小肠绒毛内的血管，吸收更迅速。

　　食糜到达大肠的结肠部分时，身体已经吸收了它所含的大部分营养，只留下水分和食物残渣的混合物待处理。当食糜通过了全长约1.5米的大肠后，其中的大部分水分被吸收。这一过程可能需要很长时间（可长达40小时），剩余的残渣基本为固态的粪便。粪便被储存在直肠中，直到上厕所时通过肛门排出体外。

--------- 资料卡 ---------

**1.小肠（表面观）**
它是一根长管，消化过程中大部分营养物质在这里被吸收。它可分成十二指肠、空肠和回肠3部分，不过各部分仅凭外观很难区分。

**2.大肠（表面观）**
食物残渣离开身体前，其中的大部分水分在这里被吸收。大肠的囊状膨出叫作结肠袋。
a.直肠：大肠中储存粪便的部分。
b.肛门：大肠的出口，粪便通过这里离开身体。
c.结肠带：大肠外壁的一条可见的肌肉线。

**3.小肠，横切面**
a.黏膜：其环状皱襞的表面有大量小肠绒毛，因而具有很大的表面积，可以提高吸收效率。
b.黏膜下层：该层有血管、神经和淋巴管（见第76页）。
c.肌层：两层相连的肌肉，可收缩推动食物沿着肠道运动。

d.浆膜：它是小肠的最外层，为结缔组织层。

**4.小肠绒毛**
被称为小肠绒毛的指状突起排列在小肠内壁上，大大增加了小肠的表面积，使营养物质能够被迅速吸收到血液中。
a.上皮层：顶层只由一层细胞构成。
b.血管和淋巴管。

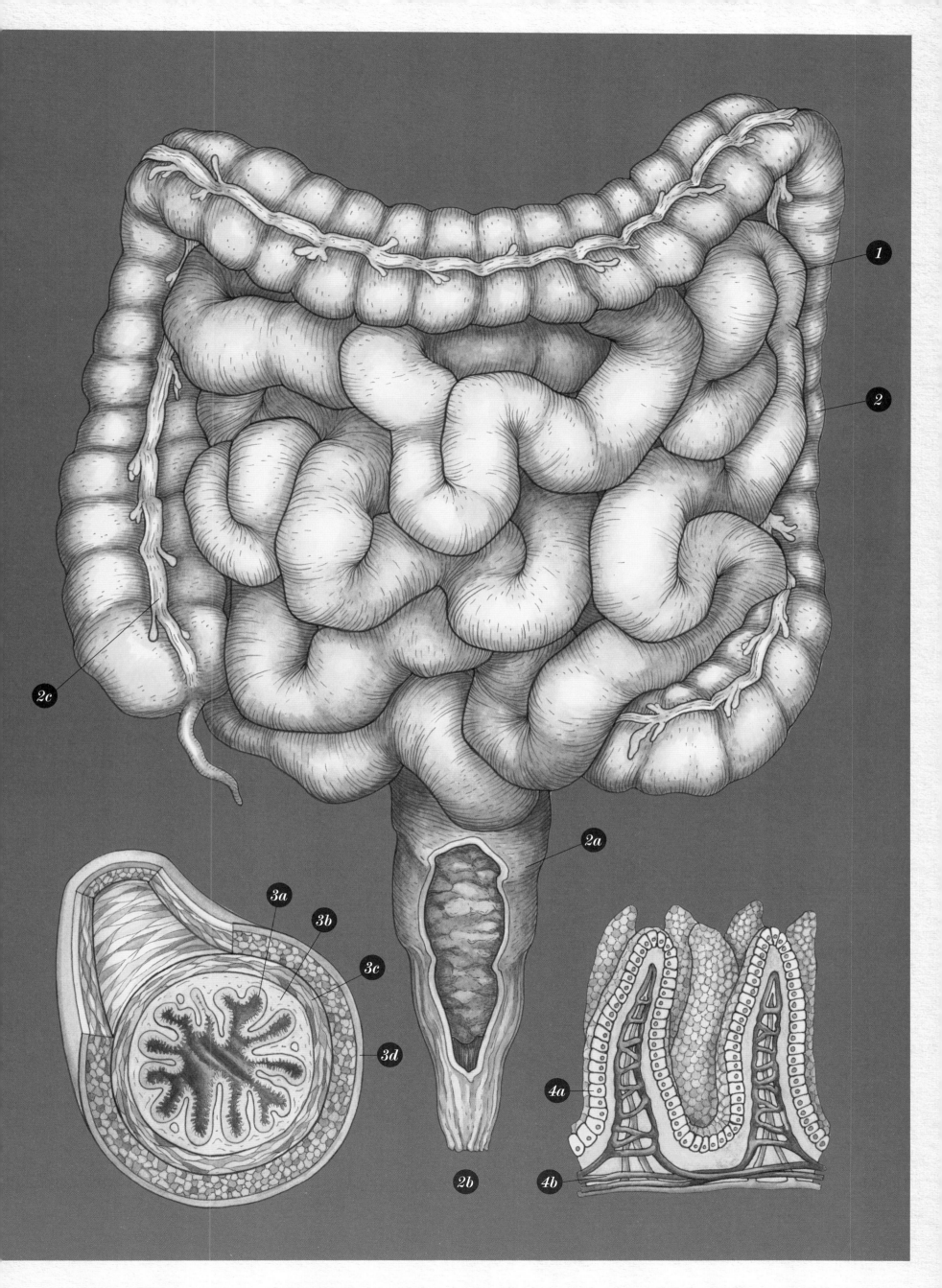

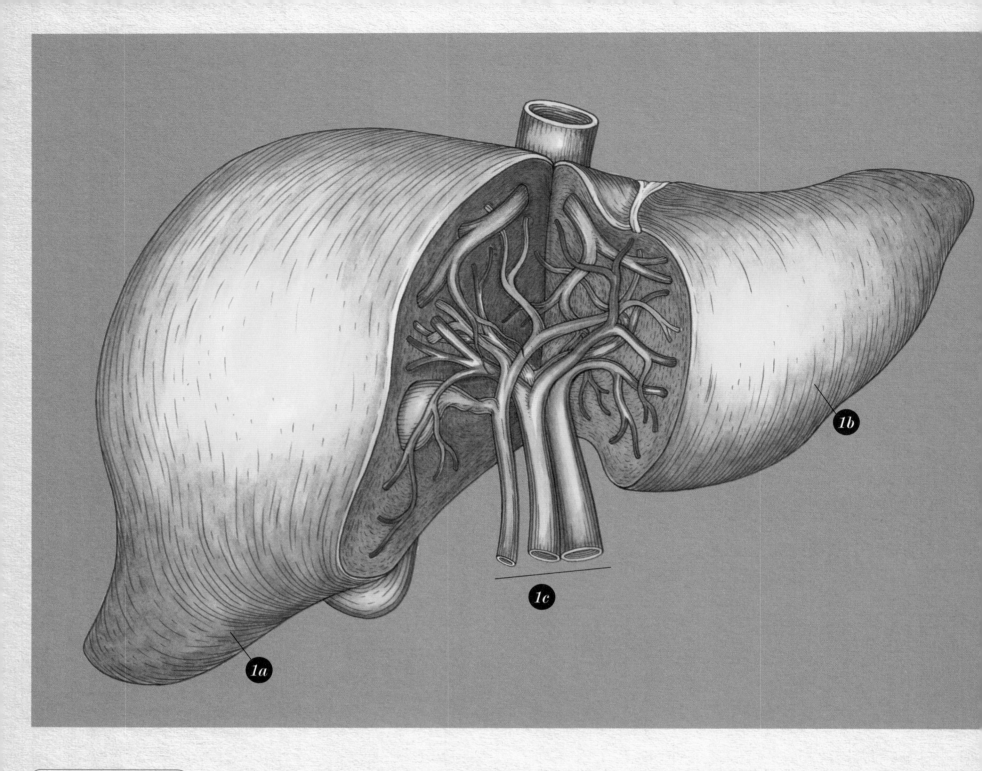

# 肝

　　肝的功能很多，而且十分复杂，它的数百种生理过程保持着血液的清洁和身体的健康。肝是人体内最大的实质性器官，也是人体最大的消化腺，位于腹腔右上部，胸腔横膈膜之下。肝大致呈三角形，可分为4个不同的部分：左叶、右叶、尾状叶、方形叶。肝的血液供应非常丰富，所以活体的肝呈棕红色。肝随时会接收体内超过10%的血液，每分钟都会输送出约0.5升血液。

　　肝有净化血液、分泌胆汁，以及储存并产生能量三大作用。首先，肝能净化血液。它能去除那些可能有害的物质，例如消化后的食物残留物或药物、酒精中的毒素等。肝通常会将有害物质转变成对身体危害较小的分子，然后有害物质通过消化系统随粪便排出，或通过在肾内形成的尿液排出。其次，肝能分泌胆汁。胆汁是一种黏稠的黄绿色液体，能帮助身体消化脂肪。胆汁要么直接被释放到小肠，要么被送到胆囊储存，以供人体需要时使用。最后，肝能储存并产生能量，就像一块电池，在能量水平较低时"充电"并启动。给肝"充电"的是来自小肠和大肠的血液，其中充满了吸收的营养物质。

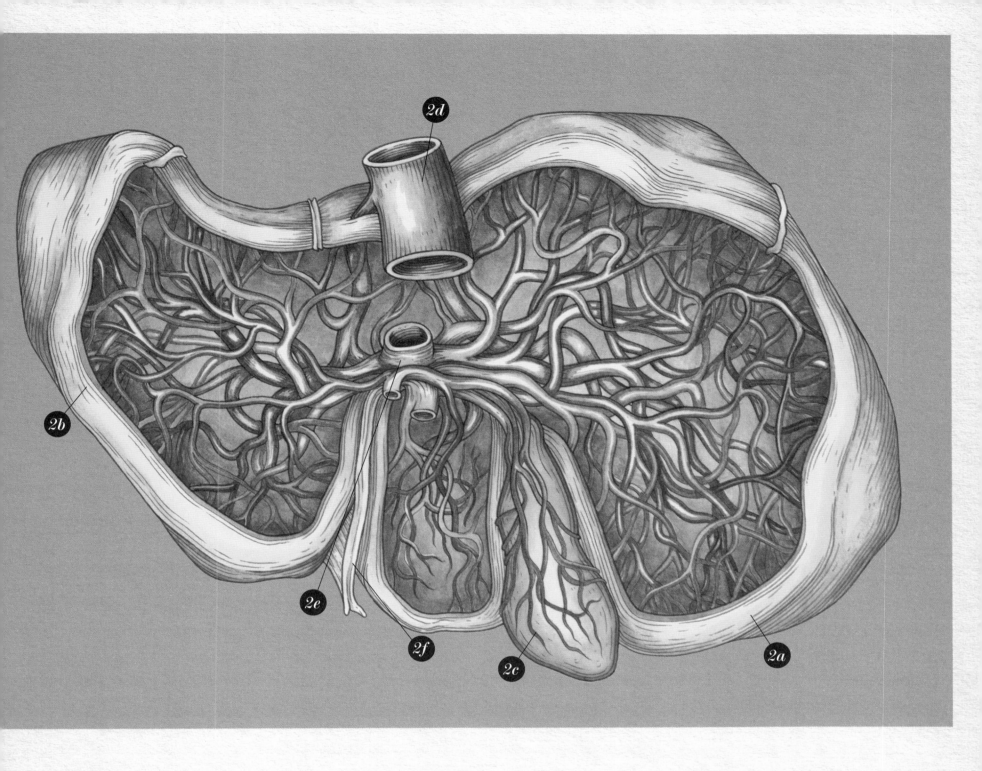

被称为肝门静脉系统的一组专门的血管从腹部消化器官汇集血液，输送到肝。血液中的毒素也会通过这种方式到达肝，它们将被过滤掉并从体内排出。

有趣的是，肝有一个惊人的特征，是人体其他内脏器官所没有的——它可以再生。疾病或过量饮酒会对肝造成损害，甚至会使它停止工作。不过，如果肝的受损部分被切除（但至少得留下原来的三分之一），剩余的肝实际上可以长到和原来一样大。

## 资料卡

**1.肝，从正面看（前面观）**

a.右叶

b.左叶

c.肝门静脉系统：血液从小肠和大肠（在肠道中血液变得营养丰富），通过这组血管进入肝。富含氧的血液也从腹部主要供血系统进入肝。同时肝分泌的胆汁通过肝门静脉系统被输送

到胆囊中储存，或者直接进入小肠。

**2.肝，从后面看（后面观）**

肝有非常丰富的血液供应。

a.右叶

b.左叶

c.胆囊

d.下腔静脉：离开肝的血液从这里流

出，然后返回心脏。

e.肝门静脉：从肠道流出的血液通过这里进入肝。

f.镰状韧带：结缔组织形成的皱襞，将肝分为左叶和右叶。它有助于肝附着在腹腔内。

# 胰和胆囊

　　胰是人体第二大消化腺，也叫胰腺，在消化系统和内分泌系统（见第82页）中都起着重要作用。胰腺呈长条叶片状，有着独特的结构，位于腹部深处的胃附近，其头部嵌在十二指肠内的弯曲处。这个位置使胰腺能够将分泌的胰液直接释放到肠道，在酸性食糜被消化系统进一步处理之前中和它。

　　腺体将分泌的化学物质直接释放到器官或组织的功能，称为外分泌功能。胰腺是一种特殊的腺体，因为它还有内分泌功能，这意味着胰腺也会将化学物质直接释放到血液中。胰腺分泌胰岛素和胰高血糖素，它们是控制血糖水平的重要激素。如果血糖水平过低，你可能会感到头晕，此时胰腺就分泌胰高血糖素，告诉肝释放糖类。而如果血糖水平过高，胰腺则会分泌胰岛素，从而减少血液中的糖。如果得了糖尿病，胰腺的分泌功能受损，病人就需要注射胰岛素来帮助控制血糖水平。

　　胰液和另一种对消化至关重要的液体——胆汁，进入小肠的入口是共用的。胆汁由肝分泌，储存在一个叫作胆囊的肌肉袋中。胆汁的主要成分是水，同时还含有胆盐、胆固醇和磷脂等。在某些人的体内，胆汁成分不平衡，长期淤积，就会形成小石块状的沉积物，称为胆结石。这些结石是无害的，但如果一块结石从胆囊中掉出，进入位于胆囊和肠道之间的通道（胆总管），就会引起身体剧烈的疼痛。为了避免产生更严重的后果，医生会将病人的胆囊切除，因为没有胆囊也可以正常生活。

---

## 资料卡

**1.胆囊**
一种囊状器官，储存由肝分泌的胆汁。胆汁有助于消化脂肪，在进食后被释放到十二指肠中。

**2.十二指肠**
小肠的第一部分。胆总管（由肝总管和胆囊管汇合而成）和胰腺的开口在十二指肠，它们能产生消化食物的重要物质。

**3.胰**
胰腺能分泌含有消化酶的胰液，胰液通过导管流入十二指肠。

**4.胆囊结石**
胆汁中的胆盐等通常会在胆囊内形成微小的沉积物，叫作胆结石。正常情况下，这些结石是无害的，但如果结石掉出胆囊，就会阻塞胆囊和十二指肠之间的胆总管，引起严重的疼痛和炎症。

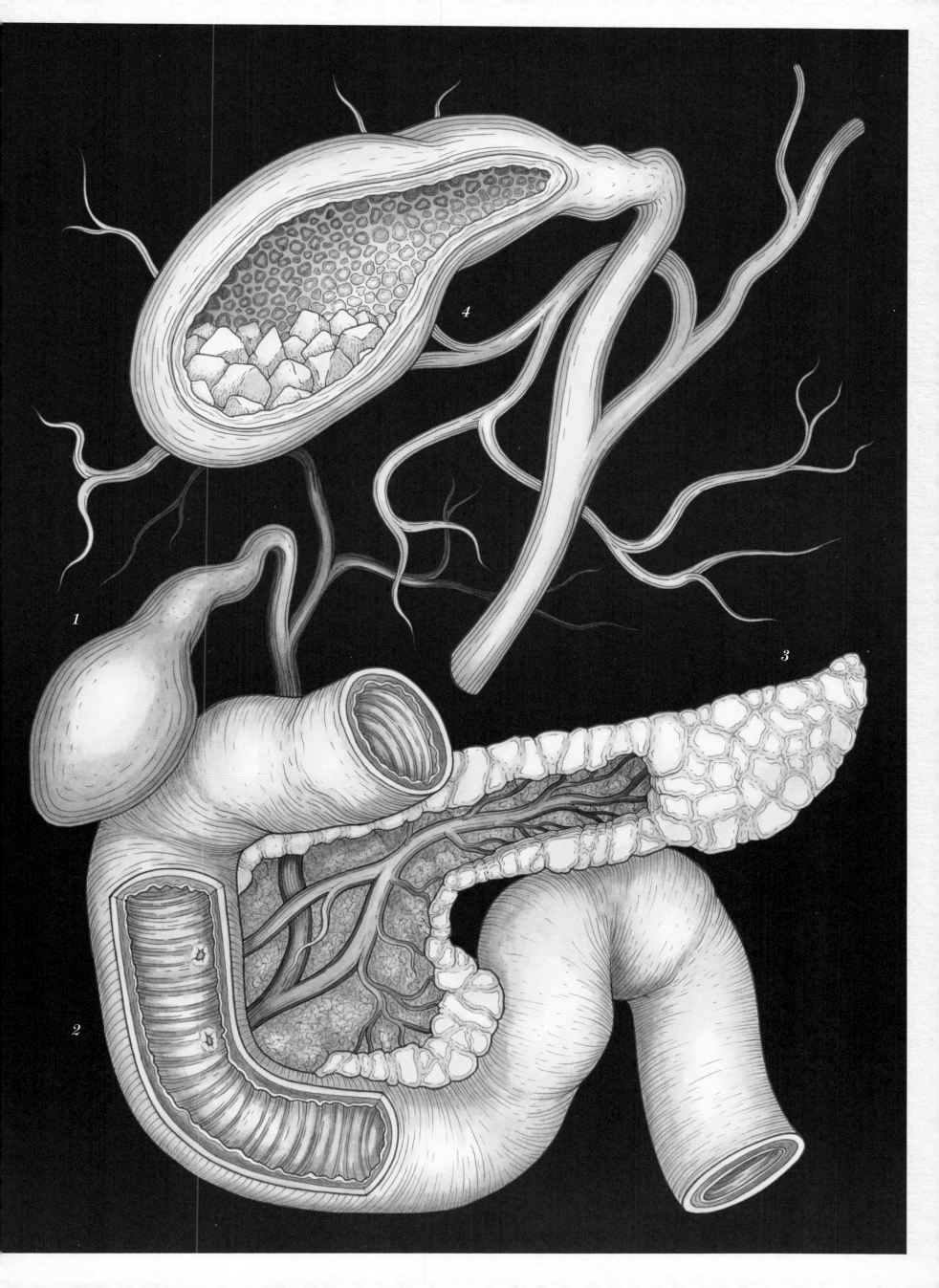

# 泌尿系统

　　泌尿系统是人体的"下水道"，该系统负责从血液中提取废物并将废物转化为尿液（小便），使其通过排尿离开人体。整个泌尿系统位于人体的腹部和骨盆内。两个肾位于腹腔后壁、脊柱两侧，右肾靠近肝脏，左肾靠近胃和小肠。肾承担了泌尿系统中最辛苦的工作，因为尿液就是在这里生成的。泌尿系统的其余部分是尿液离开身体前的通道和储存区的集合。

　　尿液在肾中生成后，就会顺着叫作输尿管的细管往下滴。每根输尿管长约30厘米，输尿管中的平滑肌收缩，将尿液下压至储存尿液的膀胱这个肌肉袋中。正常成年人的膀胱一次能容纳350～500毫升的液体，膀胱充满尿液时，肌肉会伸展，不过在这之前，人通常就会感觉到尿意。因为膀胱充盈时，膀胱壁上的特殊神经感受器会被拉伸，让大脑知道你需要排尿。准备好后，尿液会通过一根叫作尿道的细管离开身体。

　　尿液的主要成分是水，也含有尿素等废物。这些废物包括蛋白质分解时产生的物质，以及人体无法处理的有毒化学物质。尿液还含有一种叫作尿胆素的化学物质，它在人体回收旧的血细胞时产生，正是尿胆素使得尿液呈现出淡黄色。通过观察尿液的颜色，我们大致可以判断一个人身体的水分是否充足：颜色浅表示尿液含水量高，而颜色深则意味着色素更为集中，人没有喝多少水。告诉你一条简单的判断饮水量是否足够的标准：大多数人每天应该喝约2升水。

---

## 资料卡

---

**1.向肾提供血液的血管**
来自心脏的富含氧的血液从这里进入肾被过滤。

**2.血液流出肾脏的血管**
含氧量低的血液通过这里离开肾。

**3.左肾**
左肾位置较高，左肾、右肾都会产生尿液。

**4.右肾**
右肾比左肾位置稍低，这是因为肝脏占据了腹部右侧很大的空间。

**5.输尿管（左侧和右侧）**
输尿管是两条长长的肌肉管，它们将两个肾分别连接到膀胱，为尿液的流动提供了通道。

**6.膀胱**
膀胱位于骨盆内，在尿液离开身体之前储存尿液。

**7.尿道括约肌**
这个环形肌肉能控制排尿。

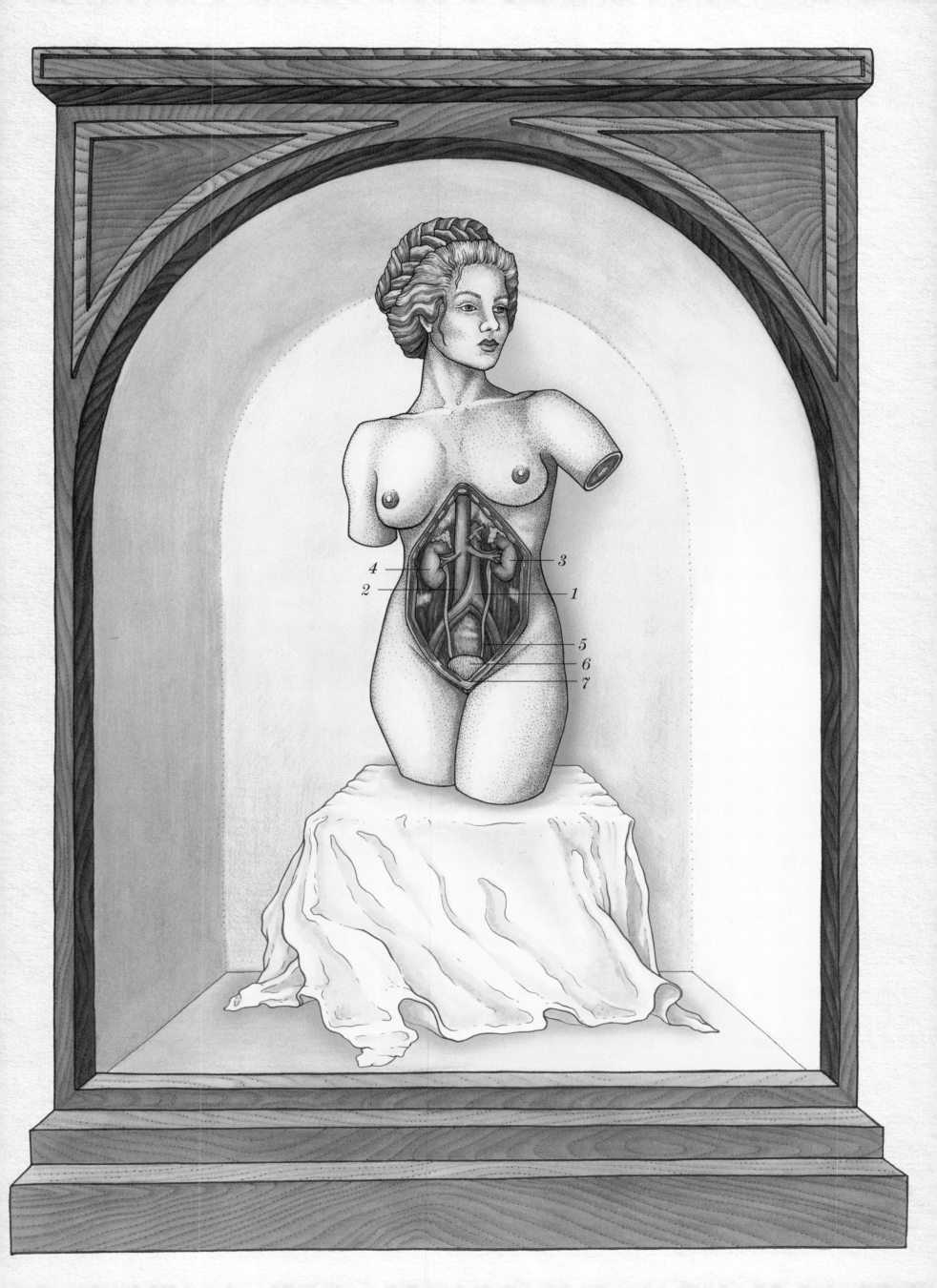

# 肾

两个蚕豆状的肾位于腹腔后壁。每个肾长约10厘米，宽约6厘米。肾不知疲倦地过滤着身体的血液，它们通过将血液输入各自含有的100多万个叫作肾单位的微小过滤器来实现这一功能。肾单位能清除身体化学反应过程中产生的废物，将毒素排入尿液，并重新吸收身体需要保留的物质。为了做到这一点，肾有着丰富的血液供应，可随时接纳身体约20％的血容量。据估计，人体内的所有血液每天要流经肾40多次。

肾还对保持身体内水和无机盐的整体平衡起着重要作用。如果身体中这两种物质含量很低，肾可以从过滤的血液中吸收更多，从而减少尿量。而如果血液中的液体过多，肾就会停止吸收，身体就会产生更多的尿液。

健康的肾对人的正常生活非常重要。幸好我们有两个肾，如果其中一个受损或停止工作，另一个就得承担所有的工作。这意味着人只有一个肾也可以存活。但如果两个肾都停止工作，血液就无法被过滤，毒素就会开始积聚。肾无法工作的人需要进行血液透析，就是把血液引流到体外，通过外部机器对血液进行过滤，然后再输送回体内。这个过程需要若干个小时，每周大概进行3次。还有一种治疗肾脏疾病的方法是肾移植，即把一个正常工作的肾从一个活着的或刚去世的人体内移植到病人体内。世界上第一例成功的肾移植手术是在1954年进行的。有趣的是，如果病人接受了一个新的健康的肾，这个肾会被放置在骨盆而不是肾原本的位置，而无法工作的肾通常不需要被移除。

---
## 资料卡
---

**1.右肾**
右肾比左肾的位置稍低，因为右肾的上面有肝。

**2.左肾**
a.肾动脉（左）：向肾提供富氧血液的大血管。
b.肾静脉（左）：这条血管将过滤后的血液从肾排出并带回心脏。
c.肾皮质
d.肾髓质：皮质和髓质中含有100多

万个肾单位，血液就是通过这些肾单位被过滤的。

**3.输尿管**
连接肾和膀胱的细长肌肉管。

**4.肾上腺**
肾上腺位于肾的上方，是重要的内分泌器官，负责产生肾上腺素和去甲肾上腺素等激素。

**5.肾单位**
由肾小球（一簇缠绕的球状毛细血管）、肾小囊和肾小管组成，是肾的过滤装置，尿液就是在此形成的。
a.肾小球：血液通过叫作肾小球的筛状结构被过滤，然后进入肾单位的其他部分。
b.集合管：尿液被收集在这个管子里面，然后被导向输尿管。

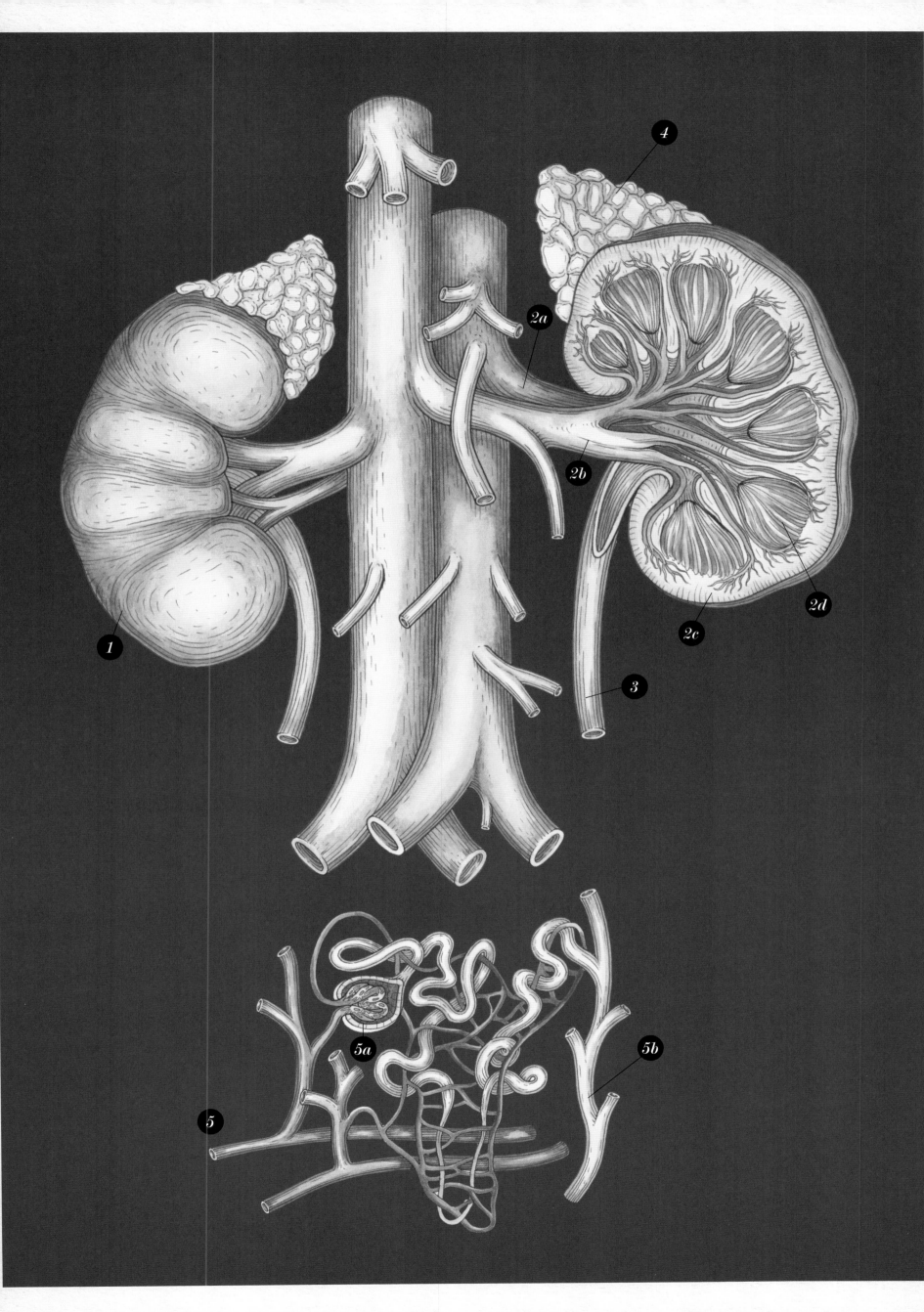

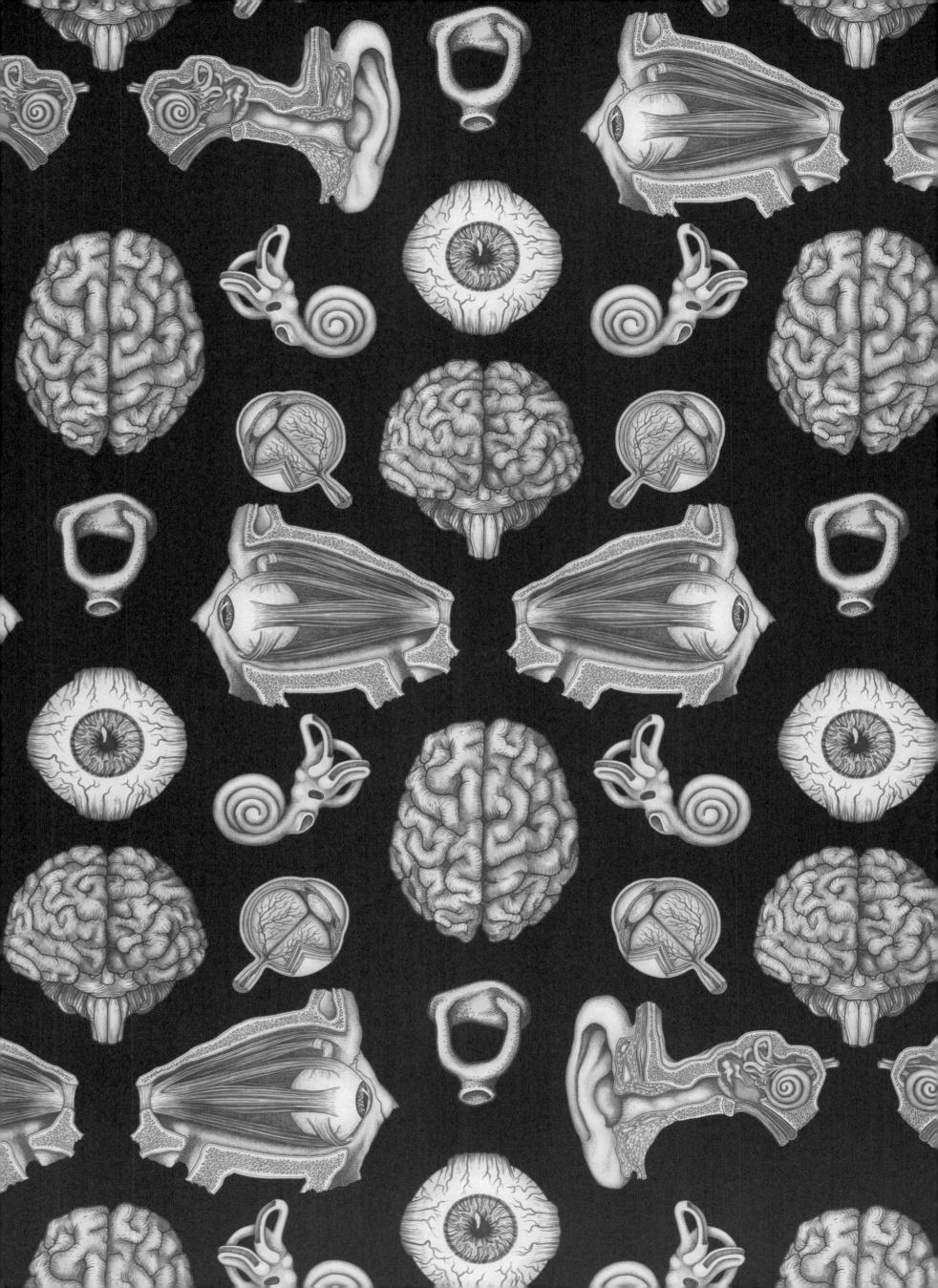

## 四号展馆

# 神经系统与
# 特殊感觉器官

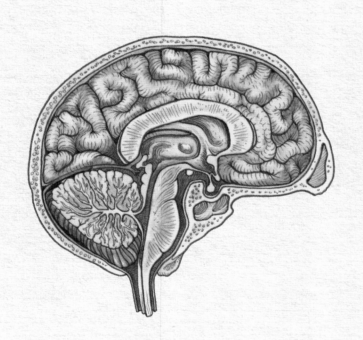

# 神经系统

　　除了那些最原始最简单的动物外，大多数动物都有神经系统——如同交换机一般处理和传达身体信息的复杂网络。人类拥有已知的最发达的神经系统，因此是生物界唯一能说话、写字和制造精密机器的物种。

　　神经系统联系着所有的器官和组织，把身体的每一部分都连接到其中央控制中心——脑。人脑可以说是有史以来最为复杂的"超级计算机"，每秒可处理数十万条信息。这些信息以电信号的形式传递给脑或者从脑发出，能让脑感知外部世界和身体内部的相关情况。电信号沿着被称为神经的路径通行，像双向街道上繁忙的交通工具一样相互经过。大脑一旦接收到一条信息，就会向身体发送一条信息作为回应。例如，你过马路的时候眼前出现了一辆车，你的眼睛会看到这辆车并向大脑发送一条信息，大脑处理这条信息，认为存在着潜在的危险，并发送电信号让你退回到人行道。更令人吃惊的是，这整个信息交换过程在不到1秒钟的时间内就可以完成，因为电信号沿神经传递的速度非常之快，每秒超过100米。

　　神经系统的中心部位是脑和脊髓，它们构成了中枢神经系统，协调控制身体的大部分动作。这两个重要的器官分别在颅骨和脊柱的椎骨内受到很好的保护。脊髓连接到周围神经系统，周围神经系统延伸并分布全身各处，负责收集来自感觉器官的感觉信息，并在中枢神经系统和身体其他部位之间传递运动信号（移动指令）。

--------- 资料卡 ---------

**1.中枢神经系统**

**a.脑**：整个神经系统的中央控制中心。所有具有自主意识的行为和一些不受主观意识支配的行为都是通过脑的调节完成的。

**b.脊髓**：这条长长的神经束连接着脑和周围神经系统。

**2.周围神经系统**

**a.脊神经**：脊髓向左右产生分支，形成的31对末梢神经叫作脊神经。每对脊神经主管着身体某个特定部分的感觉和运动，其神经纤维从脑发出或者通向脑。

**b.周围神经**：在躯干器官和四肢之间走行，向脑和脊髓发送信号，以及接收它们发出的信号。

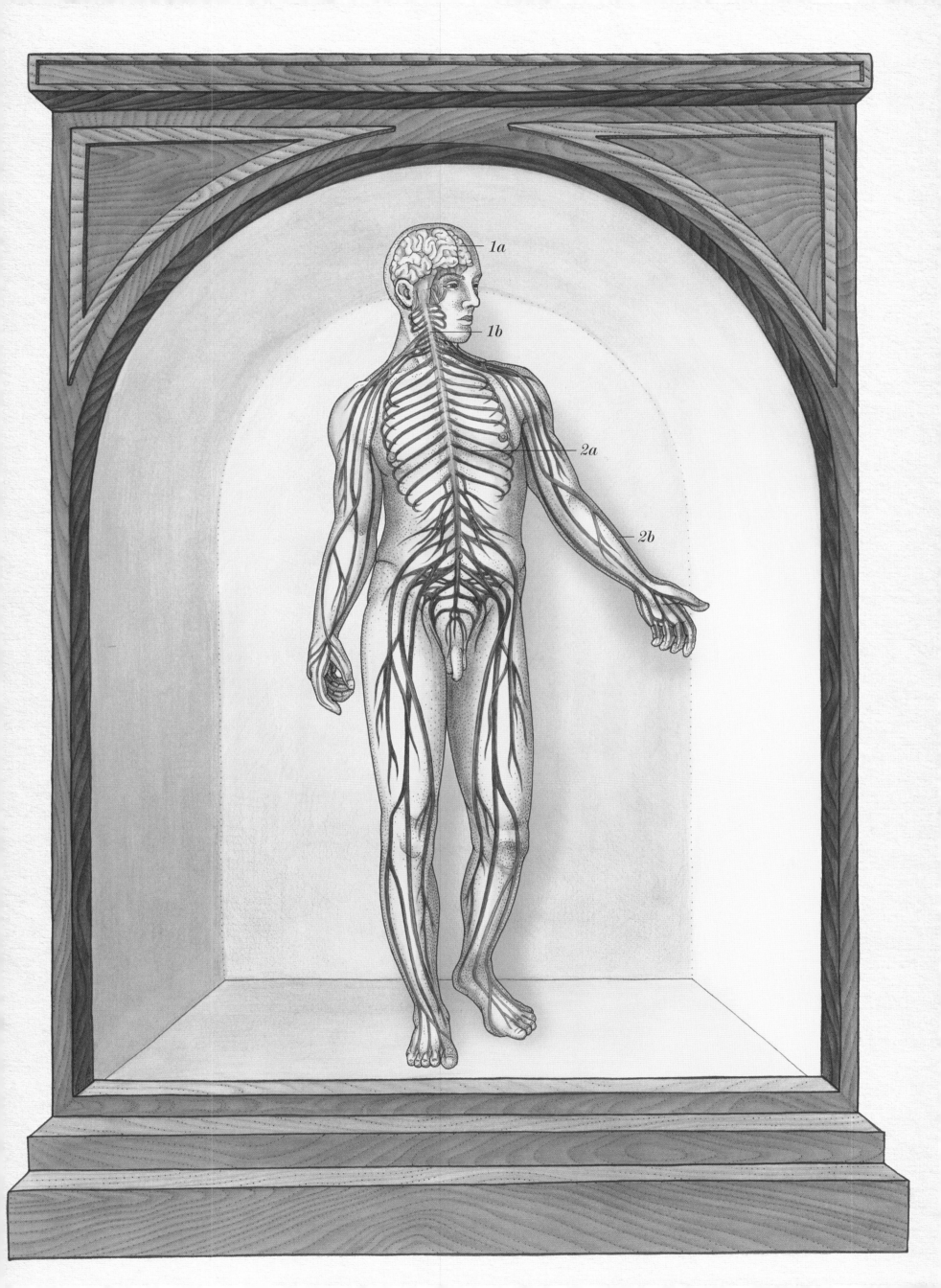

# 中枢神经系统

　　人脑是一个非常复杂而非凡的器官，关于它的很多秘密还有待科学家去揭开。尽管脑只占人体总体重的约3%，但它却消耗了身体约20%的能量——比任何其他器官消耗的都要多。脑对能量的需求如此巨大，是因为脑控制着我们所做的和所想的一切，从呼吸、运动到思想、情感和记忆。

　　脑的最外层是皮质，皮质表面有大量褶皱（凹下去的是"沟"，凸起来的是"回"）。如果将脑皮质展开，其面积约有一张报纸那么大。因为这种褶皱结构的存在，脑的数百亿甚至数千亿个相互连接的神经元（神经细胞）可以被容纳在颅骨的有限空间内。令人难以置信的是，我们的脑之所以有这么多褶皱，是因为在人类进化过程中，脑的体积增加了约3倍！脑的较大一部分是大脑，它负责思维、感觉、语言和有意识的运动。大脑分成左、右两个半球，由一个桥状组织连接。大脑的右半球控制身体的左侧，而左半球控制身体的右侧。每个脑半球又可分为控制身体不同功能的专门区域。关于大脑的不同区域控制人体不同活动的最早发现，可以追溯到1848年的菲尼亚斯·盖奇事件：一次事故导致盖奇头部被一根金属棒贯穿，他奇迹般地活了下来，没有丧失运动和感知能力，但是他从此有了与以前截然不同的个性。金属棒损坏的是盖奇大脑的额叶部分，因而医生们推断额叶负责的是人的性格。这种观点在今天仍然存在，我们现在知道，额叶对于人的决策、计划、思考和情感都很重要，这些有助于塑造我们的个性。

　　位于脑最后面部位的是小脑——一个小而圆的结构，看起来像核桃。小脑对人体的运动起到平衡和协调作用。悬在脑中间部位的是脑干，它连接大脑和脊髓。脑干还控制着维持生命所需的基本活动，如呼吸、消化和心脏舒缩，它不断地在脑和躯体之间快速传递着电信号。

---

## 资料卡

**1.脑和脊髓**
脊髓从脑的中央延伸出去。脊神经沿着脊柱向外产生分支，形成31对神经，分别通往身体的左右两侧。每一对脊神经都将脑和脊髓连接到一个特定的身体区域。

**2.脑，从正面看（前面观）**
左右两个大脑半球构成脑的主要部分，称为大脑。

**3.脑，从顶部看（顶面观）**
脑的皮质有很多褶皱，它们增加了脑的表面积。

**4.脑的纵剖面**
a.大脑：负责思考、学习、决策和记忆等高阶功能，还参与感觉、知觉和自主运动的控制。
b.小脑：对人体的运动起到平衡和协调作用。
c.脑干：控制呼吸、消化和心脏舒缩

等活动。
d.脊髓

**5.脑叶**
大脑半球上较明显的沟将大脑半球分为4个叶，它们的命名和颅骨对应部位的名称一致。
a.额叶
b.顶叶
c.枕叶
d.颞叶

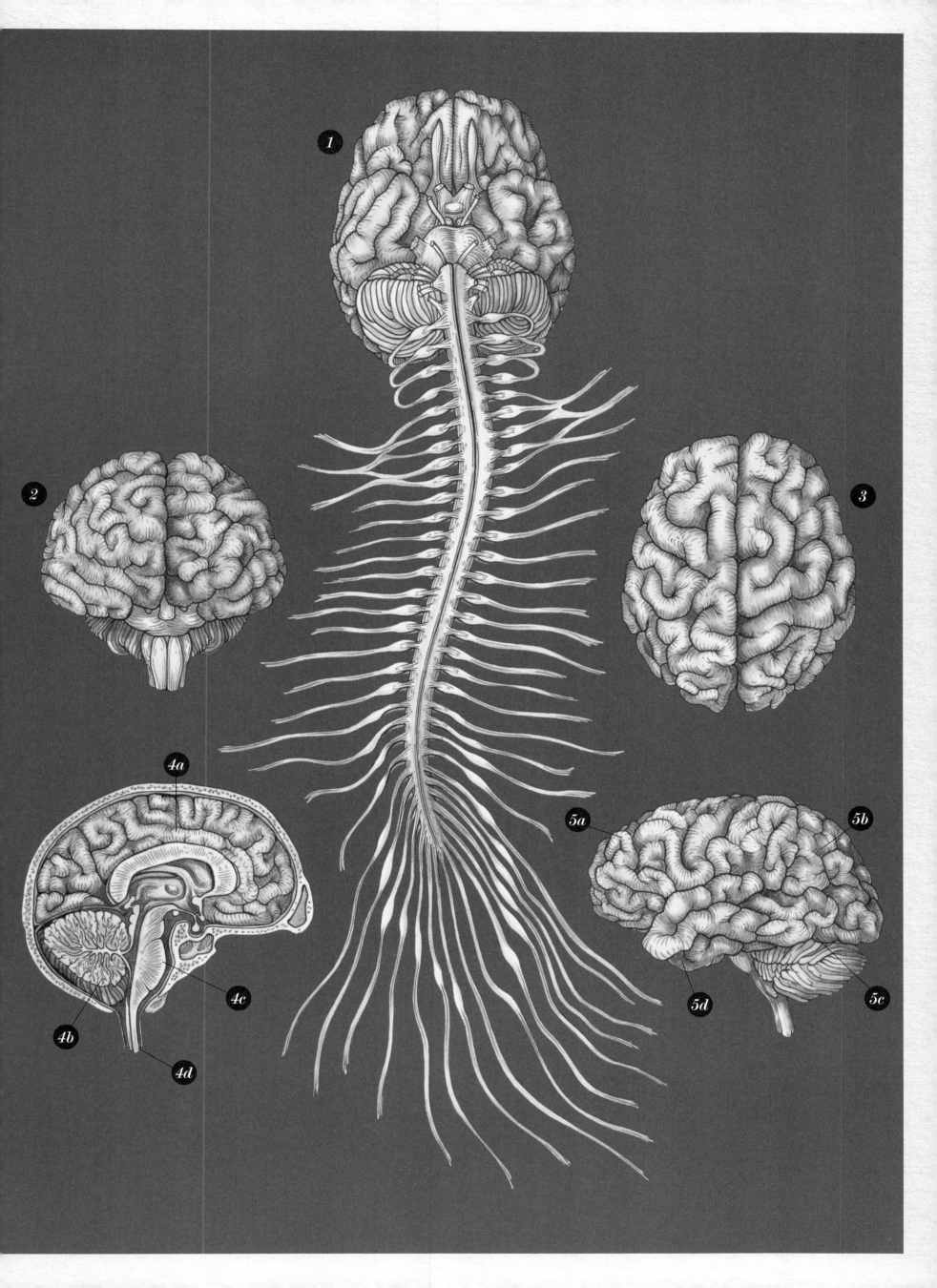

# 周围神经系统

一条单独的神经由一束束细长的神经元的突起聚集而成。神经像电线一样穿过身体。神经元有一条叫作轴突的主要突起，能发送电信号，还有一些被称为树突的小突起，收集来自其他神经元的传入信号。神经元之间因接触而形成叫作突触的结合部，电信号不能跨越突触间隙，因此轴突会释放出一些化学递质跨越它们。其他神经元的树突"捕捉"电信号并通过所在神经元的轴突去传递。这样，电信号就能以难以置信的速度从一个神经元发送到另一个神经元。

神经元最长的部分是轴突。不同神经元的轴突长度不一，从不足1毫米到超过1米不等。就像电线需要包一层绝缘层来防止漏电一样，轴突也有一层绝缘层，这种包裹着轴突的管状外膜叫作髓鞘。损伤髓鞘会降低神经冲动在脑和躯体之间传递的能力，引发相关疾病，如多发性硬化症。

人体约有950亿～1 000亿个神经元，其中大约80％存在于脑和脊髓中（见第62页），其余的在周围神经系统中。这种神经网络开始于脊髓分支成的31对脊神经，向身体的左右两侧穿行。周围神经系统在中枢神经系统与身体感官、肌肉之间的交流中起着至关重要的作用。

周围神经系统的神经元既可以是感觉神经元，也可以是运动神经元。感觉神经元从眼睛、耳朵等感觉器官向脑和脊髓发送信息，而运动神经元则从脑和脊髓向肌肉和腺体发送信息。周围神经系统又可分为躯体神经和自主神经，前者可支配骨骼肌，后者调节内脏活动，如不需要思考就可以进行的呼吸、心跳这样的活动。

---

## 资料卡

**1.非条件反射**

如果你的手靠近蜡烛，手上的疼痛感受器会向脊髓发送信息。脊髓在不向大脑发送信号的情况下就能处理危险，并且发出运动信号，告诉手远离火焰，这就是非条件反射。它可以使身体在遇到危险时第一时间做出反应。

**2.脊神经**

**a.**轴突：神经元的长突起部分，能传递电信号。

**b.**髓鞘：包裹着轴突的管状外膜，充当轴突的绝缘层。

**c.**神经束：一束轴突称为神经束。

**d.**神经束膜：包裹着神经束的薄膜。

**e.**血管

**3.神经元**

**a.**细胞体

**b.**树突

**c.**轴突

**d.**髓鞘

**e.**轴突末梢

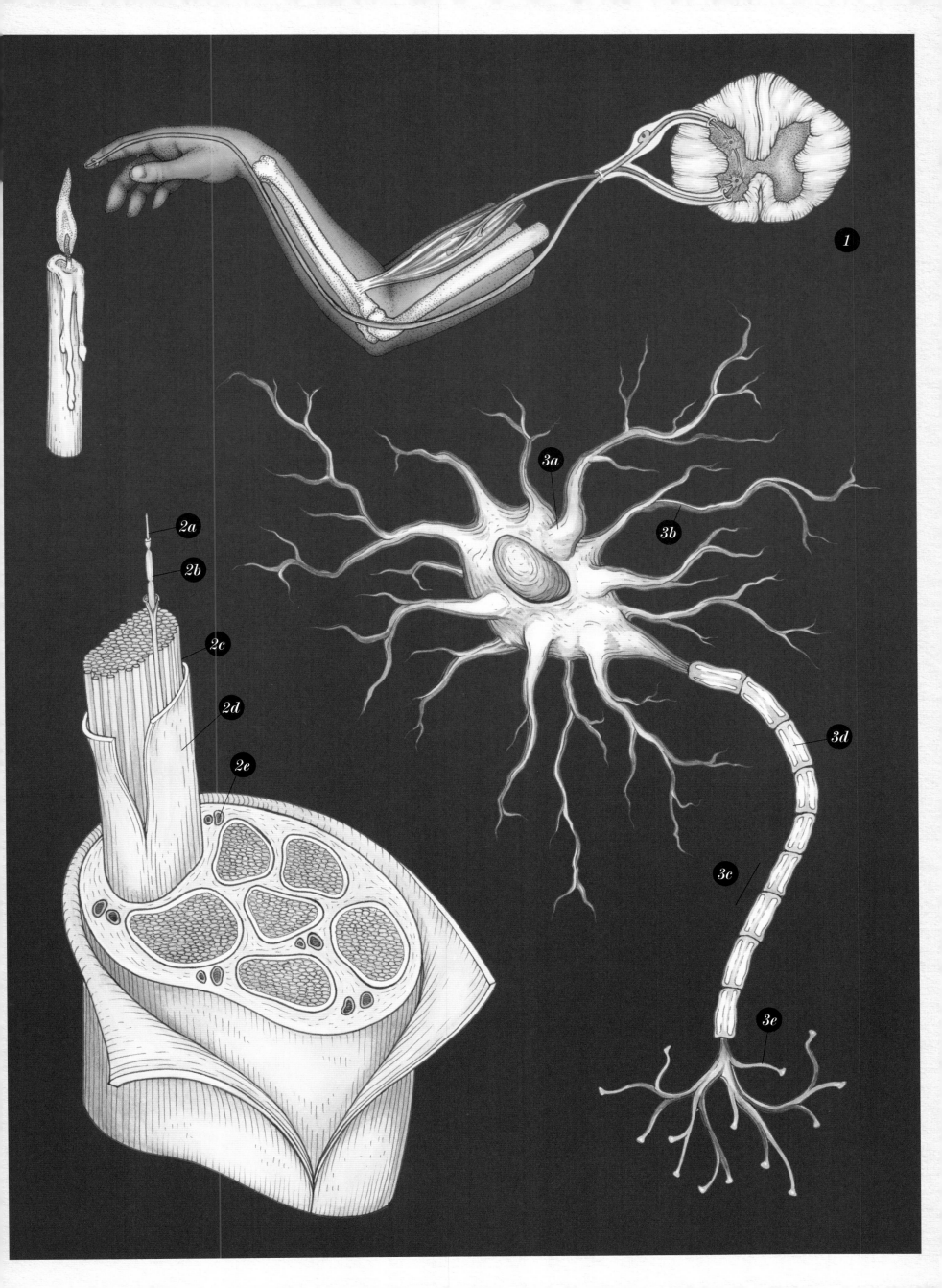

# 眼睛

　　眼睛是一对球状器官，位于颅骨内两个被称为眼眶的球形窝中。每个眼球的大小和乒乓球差不多，眼睛的工作是接收光线，并将光信号转换成大脑能理解为图像的生物电信号。

　　光线通过叫作瞳孔的小孔进入眼睛。瞳孔看上去是个黑点，位于眼睛中央。瞳孔不直接和外部接触，有一层叫作角膜的透明屏障覆盖在眼球表面保护眼睛，同时聚焦入射的光线。角膜须保持透明，就像干净的玻璃窗一样，它是没有血管分布的纤维结缔组织。有一层薄薄的泪膜可以让眼球保持湿润。

　　瞳孔周围是虹膜，这是一个有色肌肉环，它使眼睛呈现不同颜色并调节瞳孔的大小。当暴露在明亮的光线中时，虹膜的肌肉会自动收缩，使瞳孔变小，减少可以通过的光。相反，在光线较暗的地方，瞳孔会扩大，以便让更多的光进入。光线从瞳孔进入眼睛后，就会通过晶状体，这是一个透明且有弹性的结构，它使光线弯曲并聚焦在眼球后部。晶状体两侧的小肌肉可以调整晶状体的形状，使它在近距离观察物体时更厚，远距离观察物体时更薄。如果小肌肉失去了力量，人就需要戴眼镜来帮助眼睛聚焦光线，防止看物体模糊。

　　眼球的后部是视网膜，上面排列着数量巨大的感光细胞，能将光信息转换成电信号让大脑接收。感光细胞有两种，其中约700万个是视锥细胞，它们能探测颜色，但在弱光下无法正常工作；还有约1亿个视杆细胞，它们对光更敏感，在弱光下也能很好地工作，但不能探测到颜色。所以在黑暗环境中，我们只能看到黑白的物体。信息被视锥细胞和视杆细胞接收到之后，最终通过眼球后面的视神经传输到大脑。令人难以置信的是，整个过程就发生在一瞬间。据推测，人眼每秒可以处理近1 000帧图像。

---

## 资料卡

### 1.视网膜（眼球后部）
视网膜的中央有个小区域叫黄斑，由密集的视锥细胞构成。黄斑的中央凹陷区域叫中央凹，这里没有血管，是感光最敏锐处。眼睛后部还包含视神经，连接着眼睛和大脑。

### 2.右眼球肌肉
**a.**前面观
**b.**侧面观
3对骨骼肌附着在每个眼球的外表面，使眼球能够上下左右转动。这些运动是自主的，但左眼和右眼运动的协调一致是非自主的。

### 3.虹膜和瞳孔
虹膜是包围着瞳孔的有色肌肉环。瞳孔是虹膜中央的一个圆孔，光线就是通过这里进入眼睛，再朝着视网膜传输的。

### 4.眼球内部
**a.**角膜：眼球的透明外层。
**b.**虹膜：有色肌肉环。
**c.**瞳孔：光线进入眼睛的小孔。
**d.**晶状体：聚焦光线的组织，呈双凸透镜状。晶状体的形状可以通过两侧的小肌肉来调整。
**e.**玻璃体：眼球中的无色透明胶状物质，填充于晶状体与视网膜之间。

**f.**视网膜：眼球后部的感觉层，有复杂的血管网。
**g.**视神经：能将视觉信息从眼睛传输到大脑。

### 5.泪液的产生
**a.**泪腺
**b.**泪管
睫毛、眼睑和泪液（俗称眼泪）都能保护眼睛免受伤害。泪液由泪腺分泌，能使眼球表面保持湿润，可以用来冲洗眼睛。眼睛在受到刺激时就会开始流泪。眼泪从眼睛流出，或通过泪管流到鼻子里，因此人哭的时候通常也会流鼻涕。

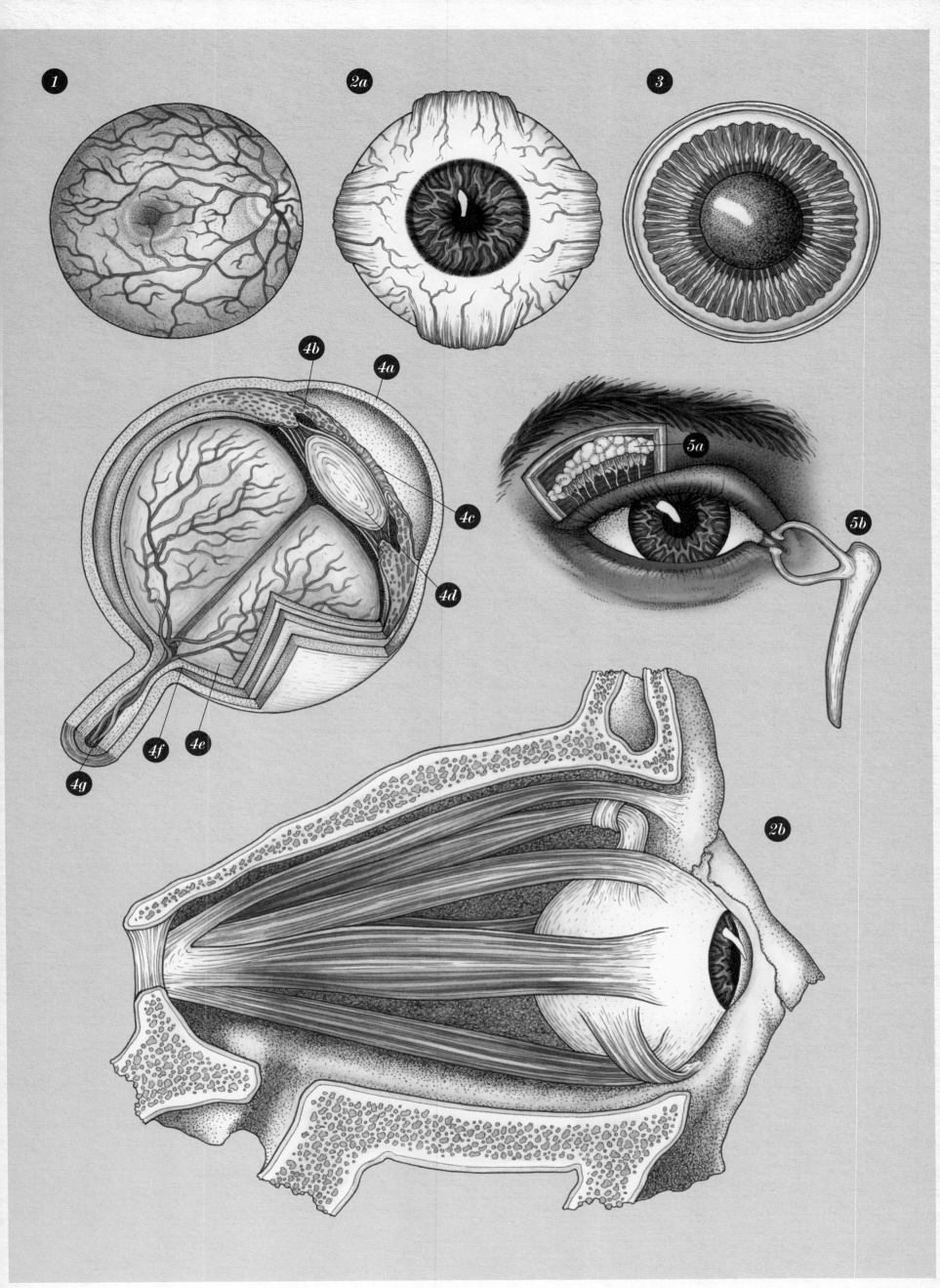

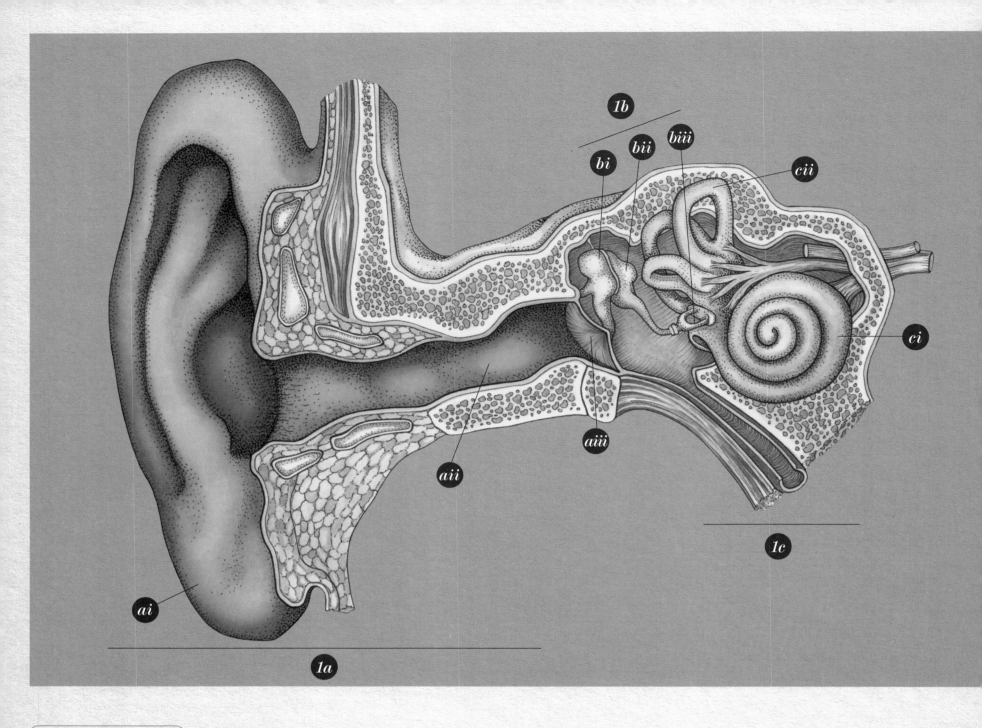

1b

bi  bii  biii  cii

ci

aiii

aii

ai

1a

1c

# 耳朵

　　我们能看到的耳朵实际上只是其外露部分，这套复杂器官一直延伸至头部深处，可分成3个区域：外耳、中耳和内耳，每个区域承担着不同的功能。外耳的作用是收集声波，中耳将声波转换为振动，内耳将振动转换为大脑可以处理的神经信号。外耳位于头部的两侧，主要以弹性软骨为支架。外耳的形状有利于收集周围的声音，并引导它们进入耳道。耳道是一条长约2.5厘米的通道，从颅骨表面的开口通向鼓膜。鼓膜是一种致密的膜，到达的声波会使鼓膜振动。鼓膜还起到了物理屏障的作用，能阻止异物进入耳朵深处。

　　鼓膜的另一侧是中耳。这是一个充满空气的空间，里面有3块虽然微小但极其重要的听小骨——锤骨、砧骨和镫骨。它们使鼓膜和内耳的耳蜗部分相连。耳蜗因外形与蜗牛壳相似而得名，是一个呈螺旋状盘绕的管状结构，约豌豆大小，里面充满液体和成千上万根细小的纤毛。当鼓膜的振动通过听小骨传到耳蜗时，耳蜗中的液体和纤毛随之移动，产生神经冲动，神经冲动被传输到大脑，并被解码为声音。耳蜗里的纤毛可能会被非常大的噪声损坏，或者随着时间的推移而退化，所以老年人的听力会下降。

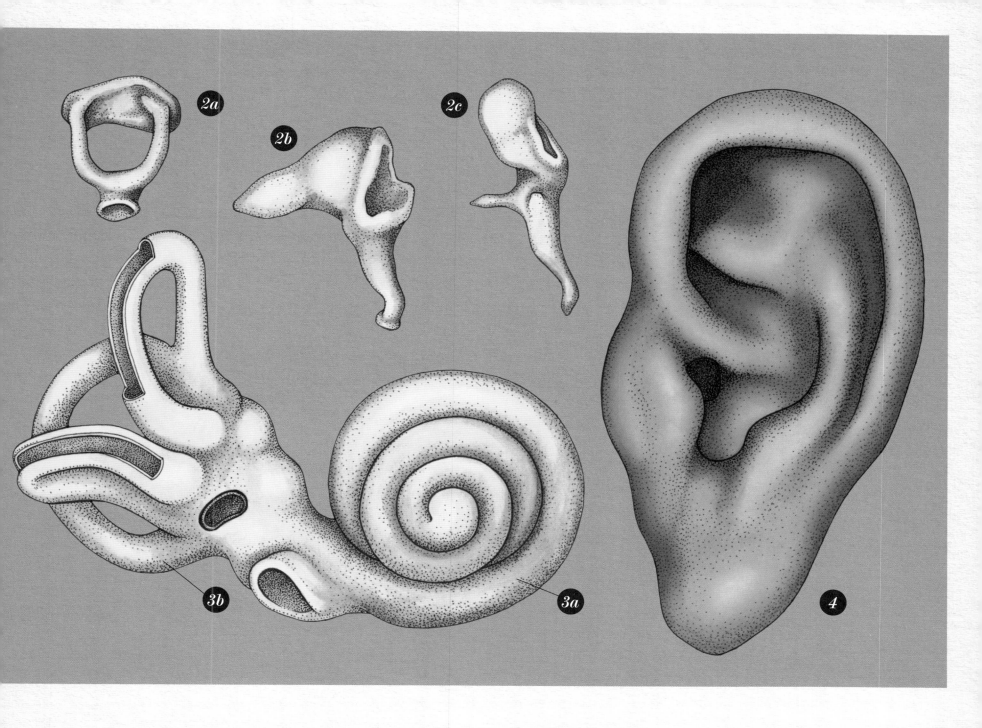

　　耳朵除了负责听觉功能外，还对保持身体平衡感起着重要作用。内耳中有几个半环形的骨管，被称为半规管。它们位于耳蜗旁边，含有感受运动的感受器。半规管内也充满了液体和大量的细小纤毛。这些液体和纤毛会随着头部位置的每一次变化而移动，让大脑知道我们头部移动的方向。然后大脑可以对位置的变化快速做出反应，防止身体摔倒。但这并不总是像我们所希望的那样有效，即使保持静止不动，如果半规管中的液体不断移动，人也会有眩晕感。

--------------------------------- 资料卡 ---------------------------------

**1.耳朵**

**a.外耳**：外耳包含耳郭（ⅰ），耳郭通向耳道（ⅱ），耳道的末端是鼓膜（ⅲ）。

**b.中耳**：里面有身体中最小的3块骨头——锤骨（ⅰ）、砧骨（ⅱ）和镫骨（ⅲ），它们能将鼓膜的振动传递到内耳。

**c.内耳**：耳蜗（ⅰ）和半规管（ⅱ）能

将振动转换成电信号，供大脑解读。

**2.听小骨**

a.镫骨

b.砧骨

c.锤骨

**3.内耳**

a.耳蜗

b.半规管

**4.耳郭**

外耳的耳郭像漏斗一样，能将声波收集起来。它有一些有趣的特点：每个人的耳郭形状都是独一无二的，甚至可能像指纹一样各不相同。此外，耳郭是成年后还能继续生长的身体部位之一，尤其是对男性来说。

# 鼻子和舌头

我们的嗅觉和味觉可以探测、识别数量惊人的物质。对现代人来说，这两种感觉最有可能刺激食欲或唤回遥远的记忆，同时它们还能提醒我们注意潜在的危险，例如有毒化学物质或腐烂的食物。即便如此，它们并不总被认为是必不可少的。在古代，嗅觉和味觉对人类生存所起的作用可比现在要大得多——难闻的气味或恶心的味道让人所产生的排斥感，有助于保护身体远离那些会威胁生命的感染源，它们可能出现在粪便、脏水或细菌滋生的食物中，而这些是人们每天都有可能遇到的。

据推测，一个人的嗅觉能分辨出几十亿种不同的气味。人的嗅觉在刚出生时最敏感，可以帮助新生儿识别母亲。通过探测飘浮在周围空气中的气味分子，人就嗅到了气味。当我们呼吸时，那些气味分子进入鼻孔，然后被送到鼻腔。鼻腔顶部有数百万个嗅觉感受细胞，它们能探测气味并将气味转化为神经冲动。神经冲动通过嗅觉神经传输到大脑。

我们的嗅觉比味觉要灵敏得多，但两者通常是共同起作用的。如果嗅觉能力受损或受到严重影响，食物尝起来的味道就会不同。这种情况你应该曾经体验过，比如患重感冒时吃东西，或者捏着鼻子咀嚼食物。

舌头表面有成千上万个微小突起，叫作舌乳头。舌乳头上分布着被称为味蕾的味觉感受器。这些特殊的感受器能探测出我们吃的食物中的化学物质，并向大脑发送信息。一直以来，人们知道有4种基本味觉可以被味蕾分辨，它们分别是：甜、酸、咸和苦。近些年，有专家提出还有第5种基本味觉——鲜味，英文写作umami，是由一位日本化学教授命名的。

---

## 资料卡

---

**1.鼻子**

a.外鼻：主要由软骨构成，气味分子通过外鼻的鼻孔（i）进入鼻腔。

b.鼻腔：位于颅骨内，其中的嗅觉神经（i）可以探测到气味分子，并将神经冲动信号传输给大脑。

**2.舌头**

舌头位于口腔中，由若干块肌肉组成。舌头表面覆盖有约10 000个味蕾，可以探测分辨出5种不同的基本味觉——甜、酸、咸、苦和鲜。

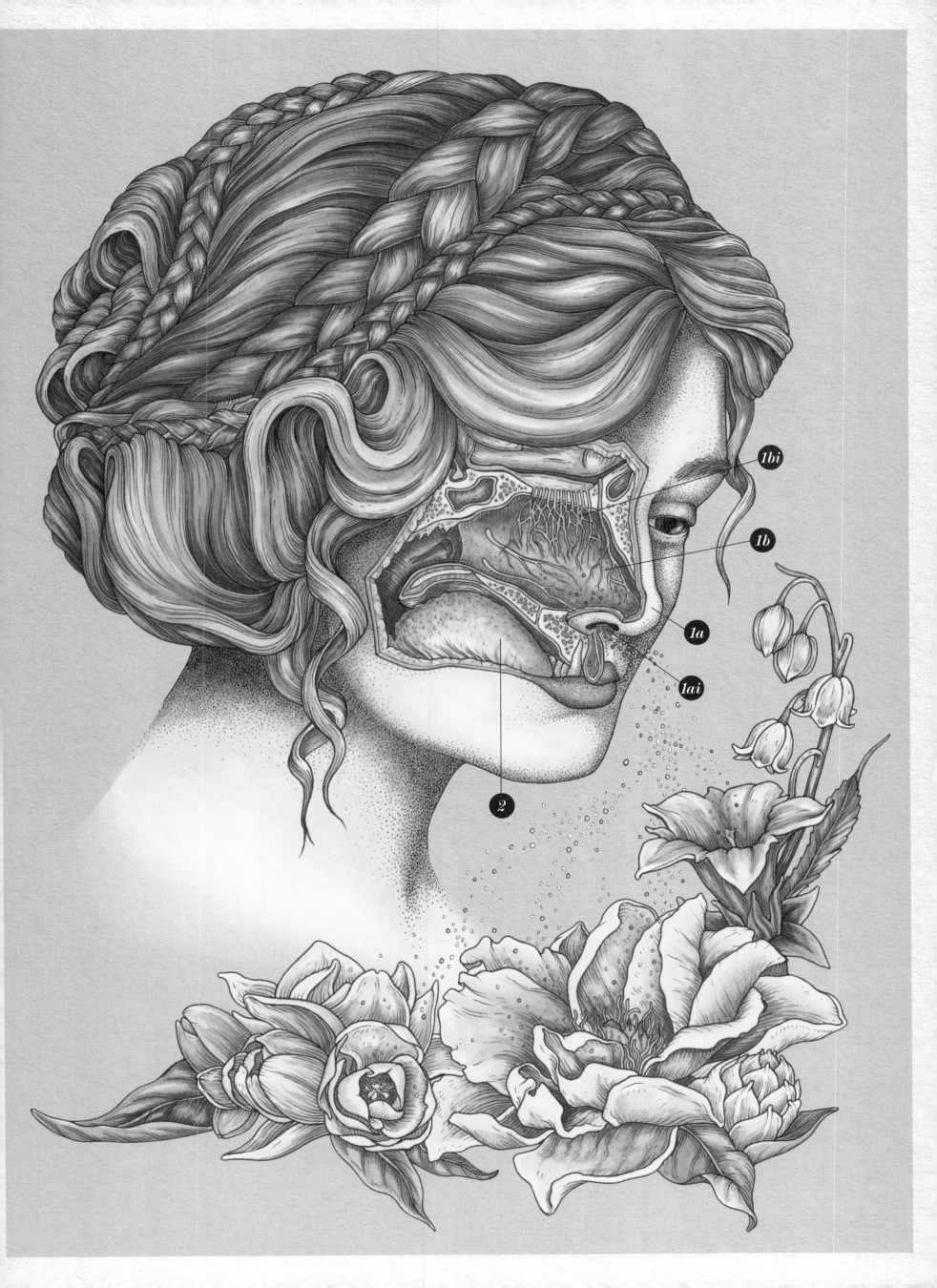

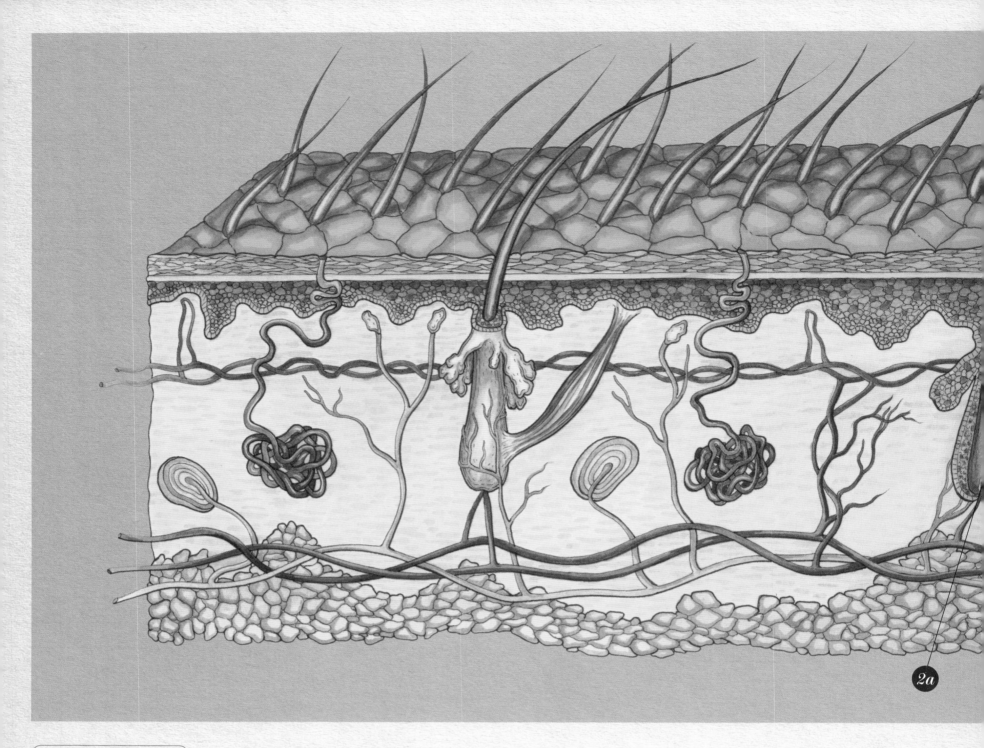

2a

# 皮肤

除了视觉、听觉、嗅觉和味觉之外，还有一种重要的感觉——触觉，它让身体能感受到触压、温度等。微小的触觉感受器位于皮肤深处。皮肤包裹着我们的整个身体，属于人体的第一道屏障——包括皮肤、毛发和指（趾）甲等在内的一系列结构，它们在身体和外界之间形成了一道柔韧有弹性的屏障。皮肤除了是最显眼的身体器官外，还被认为是质量和表面积最大的人体器官。令人惊讶的是，早期的解剖学家常常忽略皮肤，为了探索皮肤下面的器官和组织而丢弃皮肤。随着科学的进步，特别是显微镜等仪器的发明，解剖学家能够更深入细致地探索皮肤，并确定皮肤的许多重要功能。

皮肤由两层组成。上面一层是表皮，由若干层皮肤细胞构成，在身体表面形成一层防水的保护膜。表皮中的皮肤细胞总是在努力工作、生长、繁殖，并逐渐朝着皮肤表面移动，如同在传送带上一样。实际上，最上层的皮肤细胞已经死亡，每天都有数百万的皮肤细胞脱落。表皮的一些细胞可以产生黑色素，这是一种能保护皮肤免遭紫外线伤害的物质。当身体暴露在阳光下时，皮肤可能会产生额外的黑色素，从而导致皮肤被晒成棕色或黑色。表皮下面是真皮——由强而有弹性的蛋白质组成的较厚的皮层。真皮层含有毛囊、汗腺和数百万神经末梢。这些神经末梢是我们的触觉感受器，它们遍布全身，但更多地集中在面部、指尖等部位。

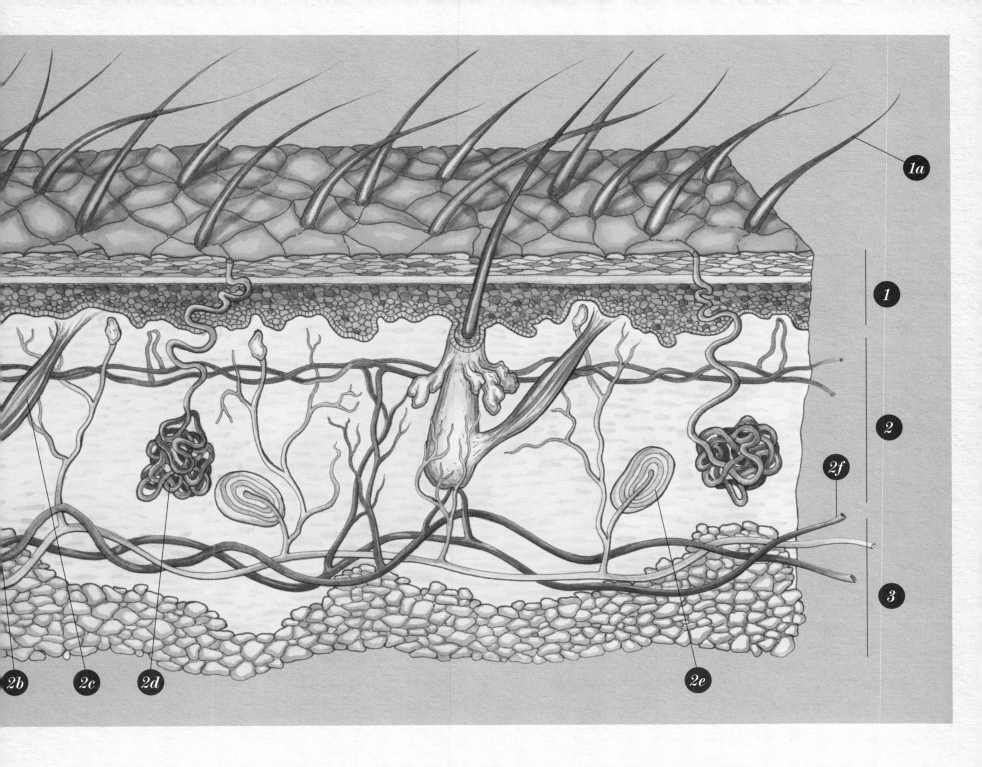

不同类型的触觉感受器会对不同的刺激做出反应。机械刺激感受器对机械性的刺激（如压力或振动）做出反应；对热或冷有反应的感受器被称为温度感受器；对疼痛有反应的感受器被称为痛觉感受器；还有一类感受器是本体感受器，它能判断身体处于什么位置，从而帮助身体协调运动。触觉对保持安全至关重要，没有触觉，我们就无法在行走时感觉到脚踩在地上，无法握住和控制物体，也无法感觉到疼痛。尤其是疼痛感，它对于保护我们免受伤害是极其重要的，因为疼痛是在提醒身体注意危险。

资 料 卡

**1.表皮**
这是皮肤的最外层，由若干层皮肤细胞构成。
**a.**毛干（毛发露出皮肤的部分）

**2.真皮**
**a.**发根

**b.**皮脂腺
**c.**立毛肌：能收缩而使毛发直立，在皮肤表层形成"鸡皮疙瘩"。
**d.**汗腺
**e.**感受器
**f.**真皮血管

**3.皮下组织**
皮肤下面的脂肪层。

73

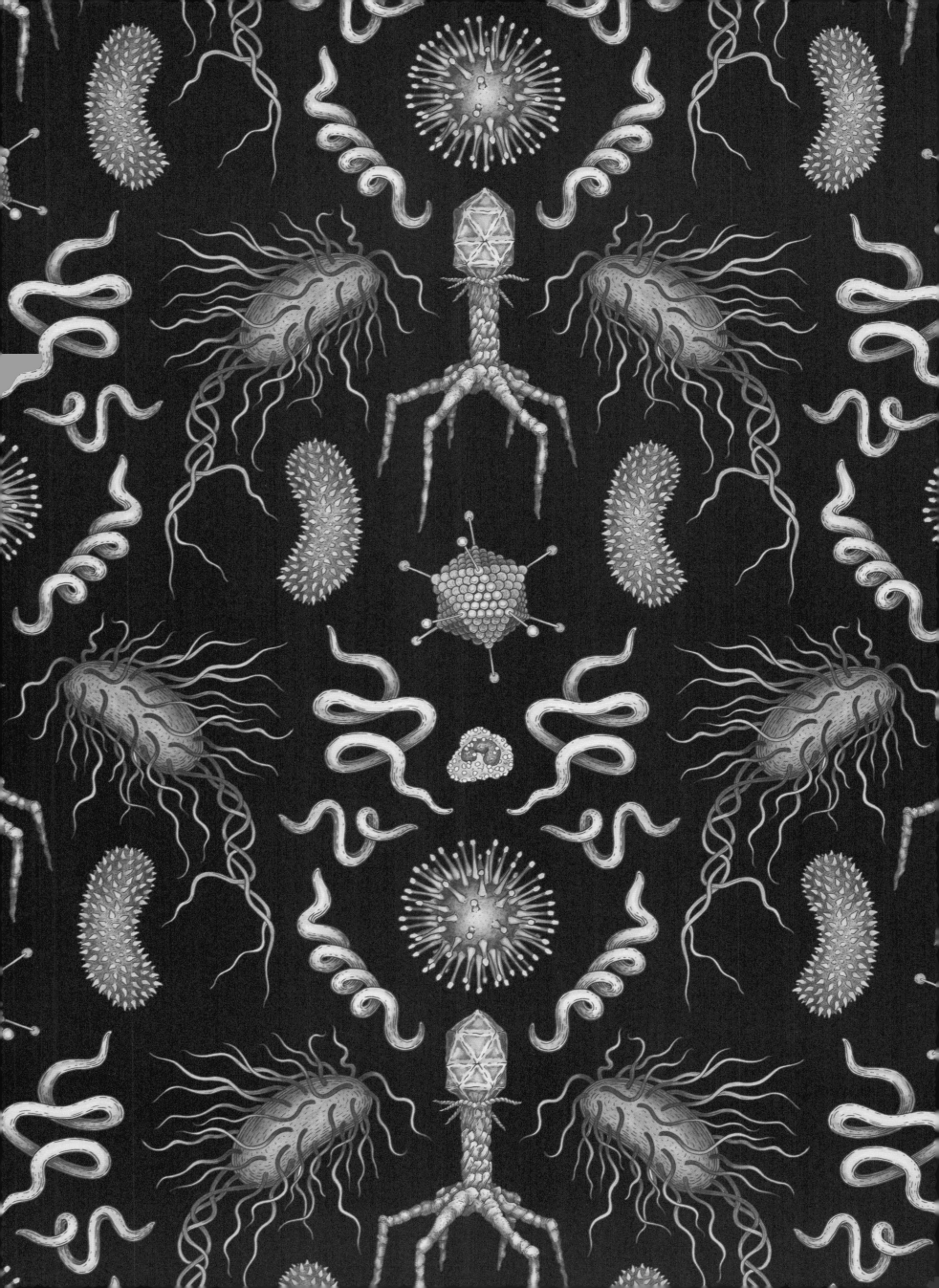

五号展馆

# 免疫与淋巴系统

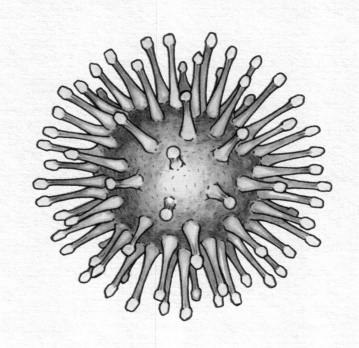

免疫与淋巴系统

疾病与防御

# 免疫与淋巴系统

想象一下，你的身体内有一支军队，随时准备保护你免遭每天可能遇到的数百万种危险病菌的侵害，这就是免疫，身体自我保护的主要方式。淋巴系统能产生具有免疫能力的细胞，与病菌进行持续的斗争。

承担免疫功能的有免疫器官和免疫细胞等，它们能保护身体免受病菌或有害物质的伤害。白细胞是关键的免疫细胞，这种细胞存在于血液中（见第32页）和抵御疾病的器官——淋巴器官中。淋巴器官包括胸腺、脾、扁桃体和淋巴结。脾是最大的免疫器官，它能过滤血液，从血液循环中移除掉旧的或受损的血细胞。脾制造的白细胞能产生抗体（见第78页）、攻击细菌和病毒，脾还可以储存血液。

淋巴系统由淋巴管道、淋巴组织和淋巴器官组成。淋巴管遍布全身，淋巴结是淋巴管上蚕豆状的隆起，分布在颈部、腋窝和腹股沟等部位。淋巴结就像一个个小筛子，用来过滤体内的有害异物。淋巴结如果困住了入侵者并与其做斗争引起感染，就会肿大起来。淋巴系统承担着免疫功能，有助于应对疾病，同时也能清除体内多余的液体。

淋巴（淋巴液）是一种从人体细胞中渗出的无色透明液体。过量的淋巴会导致身体相应的部位变得肿胀，所以淋巴系统通过围绕在毛细血管周围的管壁很薄的细小淋巴管吸收那些多余的液体。淋巴通过淋巴管网络在全身循环，并被清洁，最后流入心脏附近的大静脉，并与血液混合后进入心脏。

---

## 资料卡

**1.颈部淋巴结**

颈部分布着众多淋巴结。咽部有3组扁桃体，有助于抵抗感染。扁桃体发炎会导致颈部淋巴结肿大。

**2.腋窝淋巴结**

淋巴结在腋窝处形成簇。如果身体正在抵抗感染，腋窝淋巴结通常就会肿起来。

**3.胸腺**

胸腺是位于胸骨上端、两肺之间的腺体。被称为T淋巴细胞（见第78页）的特殊防御细胞在胸腺中发育成熟。胸腺在青春期之前是最活跃的，之后逐渐退化。

**4.胸导管**

这是人体最大的淋巴管。它把淋巴从身体的其他部位输送到靠近心脏的大静脉中，然后淋巴又返回到循环的血液中。

**5.脾**

脾是柔软的暗红色淋巴器官。脾储存、过滤血液，并产生白细胞。

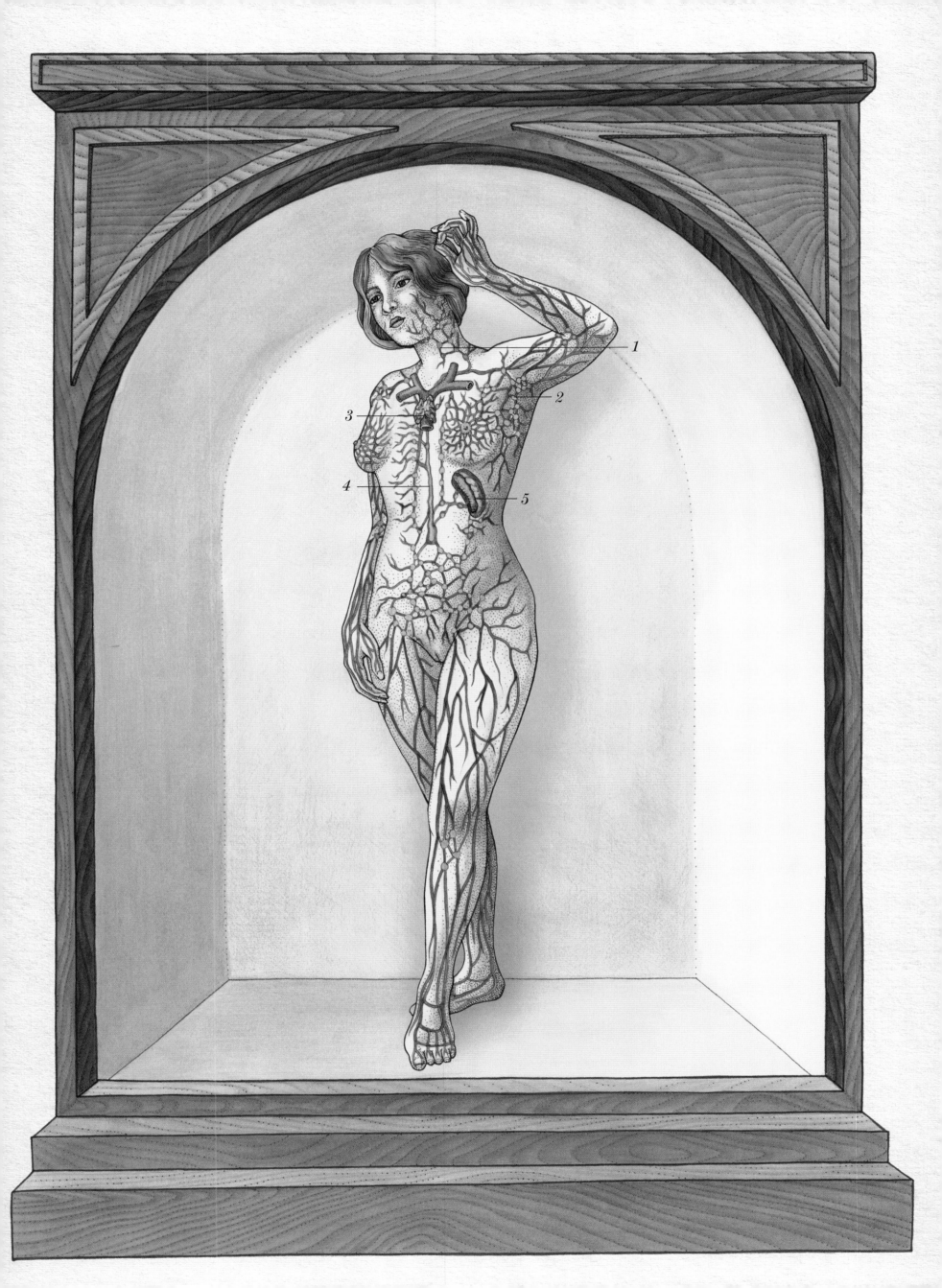

# 疾病与防御

微生物大多是那些我们用肉眼看不见的微小生物。细菌、病毒和真菌等都属于微生物，它们就存在于我们的周围。人体内也充满了微生物，其中许多微生物有助于消化等过程。例如，乳酸菌帮助消化牛奶中的糖分，双歧杆菌帮助肠道正常工作。然而，有些微生物对人体来说是危险的，会使我们得病。白细胞的工作就是找到那些坏细菌，并迅速清除它们。

白细胞有好几种类型，每种承担着不同的功能。巨噬细胞是一种非常大的白细胞，会吞噬或捕获外来物。其名字在古希腊语中有"大胃王"的意思。淋巴细胞是特别聪明的白细胞变种，它有两种类型：T淋巴细胞和B淋巴细胞。T淋巴细胞寻找会引发疾病的微生物或者可能导致癌症等疾病的异常细胞。而B淋巴细胞会产生一种叫作抗体的蛋白质，抗体黏附在有害的病菌上，像旗子一样向其他白细胞表明这是需要被摧毁的入侵者。B淋巴细胞产生的抗体越多，对抗入侵者的战斗就越激烈，因为这样白细胞才能更有效地发现并摧毁它们。抗体一旦产生，免疫系统就会记住如何在未来与入侵者做斗争。这就是所谓的免疫。人们可以通过接种疫苗——向身体注射特定的能产生抗体的物质——来增强免疫力。许多严重的疾病，如脊髓灰质炎和天花，就是由于采用了疫苗接种而基本被根除的。

与寿命约为120天的红细胞相比，白细胞的寿命很短，只能维持3天左右，因此它们在骨髓（见第10页）中持续不断地产生，并被释放到血液和淋巴组织中。体内白细胞的数量叫作白细胞计数，是一个常用的化验指标，能为诊断疾病提供依据。白细胞计数过低意味着一个人容易生病，因为对抗有害物质的细胞数量减少了；白细胞计数过高则通常意味着身体发生了感染，因为白细胞正在为了寻找并消灭入侵者而繁殖。

---

## 资料卡

### 1.细菌

a.杆菌：这些杆状的细菌，如大肠杆菌（i），生活在消化道中，可以是单个的，也可以以长链状连接在一起。

b.球菌：球形的细菌，独立存在或与其他球菌结合形成双球菌（i）、葡萄球菌（ii）等。

c.螺旋菌：呈螺旋形弯曲的细菌。

### 2.病毒

a.螺旋型病毒：这类病毒形似管子，有一层厚厚的外壳。

b.多面体病毒：这类病毒的形状像正多面体。球形病毒（i）是多面体病毒的一个小分支。

c.复合型病毒：这类病毒的结构复杂得多，它们可以有螺旋状的尾巴，多面体的头部。噬菌体就是一种已知只入侵细菌的病毒。

### 3.白细胞

a.中性粒细胞：最常见的白细胞，约占白细胞总数的60%。它们能消灭病菌，破坏组织。

b.淋巴细胞：约占所有白细胞数量的20%～40%。B淋巴细胞会产生被称为抗体的蛋白质，帮助对抗已被识别的病菌等；T淋巴细胞寻找并识别体内的异物，如病毒或癌细胞。

c.单核细胞：白细胞中最大的一种细胞。单核细胞通过吞噬而变成巨噬细胞，能吞噬坏死细胞和病菌。

d.嗜酸性粒细胞：这些细胞有助于控制过敏反应和消灭寄生虫。

e.嗜碱性粒细胞：一种稀有的白细胞，在对抗寄生虫感染和调节过敏反应方面——例如身体对花粉或昆虫叮咬的反应——非常重要。

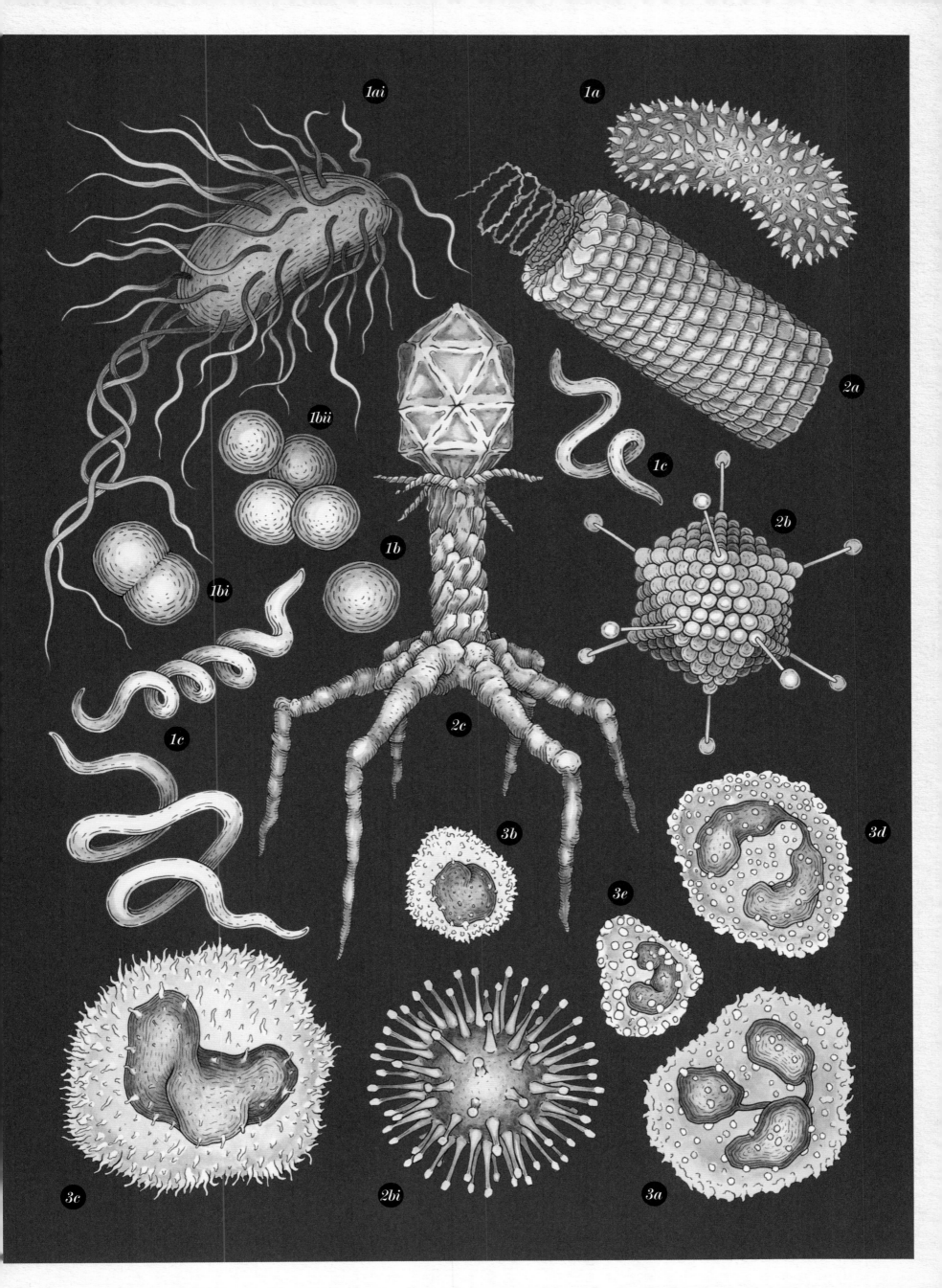

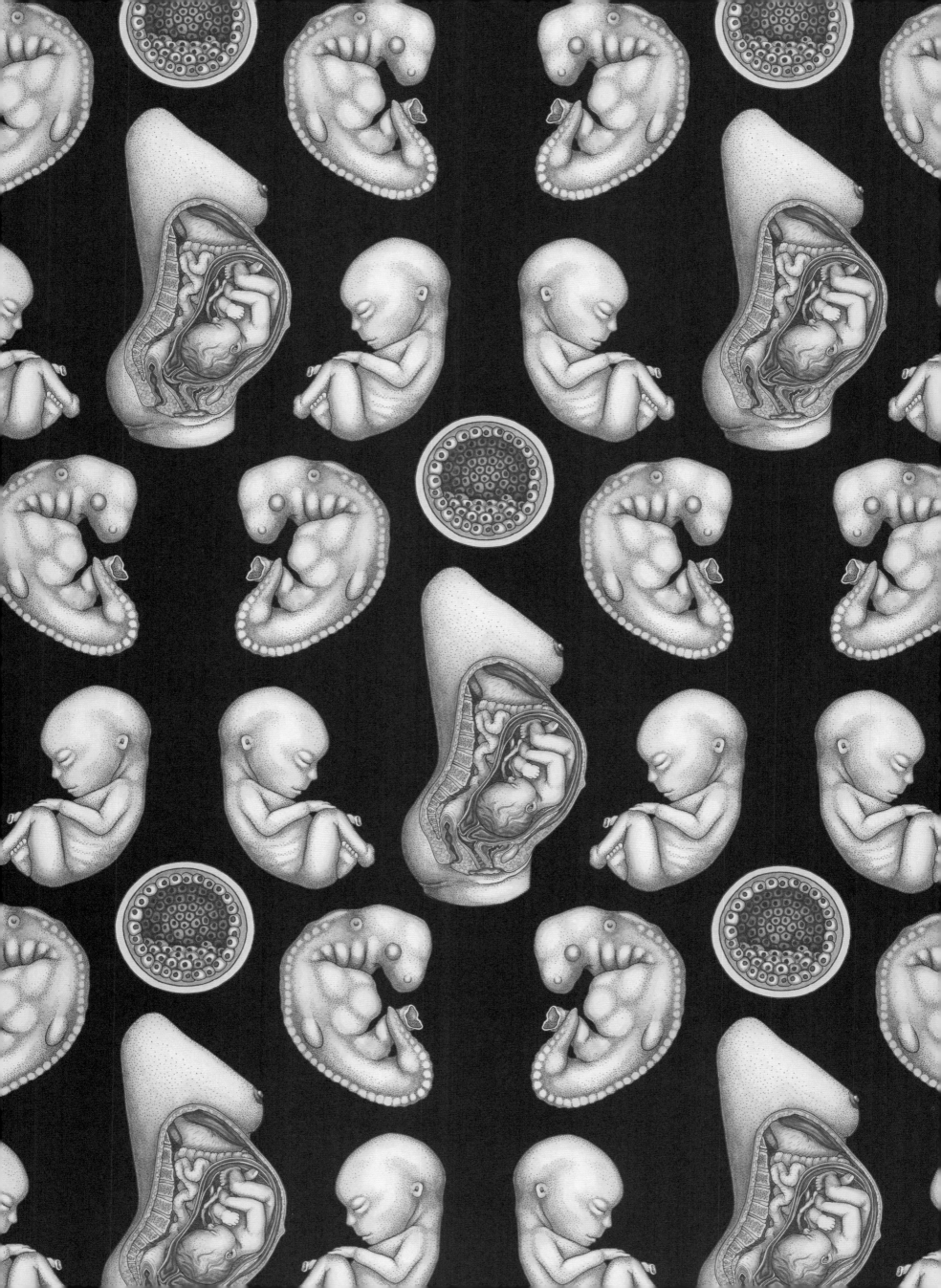

六号展馆

# 内分泌系统与生殖系统

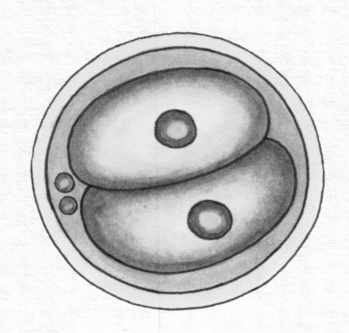

# 内 分 泌 系 统

60多种不同的化学信使在人体的血液中循环，向身体各个部位传递指令，这些信使被称为激素。它们调控着我们的成长、睡眠，甚至情绪。令人难以置信的是，我们血液中的激素含量会因年龄、性别，甚至一天中的不同时段而变化。最重要的是，激素能让我们的身体各部位互相"交谈"，就像神经系统利用神经冲动在身体中传递信息一样。不同的是，激素是在血液中传输，所以它们传递信息需要的时间比神经信号需要的时间长得多，这有点像寄纸质信和发电子邮件的速度差异。

激素是由内分泌系统的腺体和器官中的特殊细胞产生的。胰腺是主要的内分泌器官之一，它产生胰岛素来控制血糖水平。如果胰腺不能制造足够的胰岛素，就会引发糖尿病，病人需要注射胰岛素来控制血糖水平。

如果你曾经感受过害怕或兴奋，那你对肾上腺素这种激素的强大作用应该有所了解。肾上腺素由肾脏上方的肾上腺产生，会使你心跳加速，呼吸加快，瞳孔扩大。当血液从皮肤转移到四肢的肌肉时，你可能会变得面色苍白，全身都处于紧张状态。在面临所谓的"战斗或逃跑反应"危险时，肾上腺素使身体准备好面对或逃离，这些反应就会自动发生。通常来说这种强烈的反应会在身体受到威胁时被激活，不过有时情绪变化也会使其触发。

---
## 资料卡
---

**1.下丘脑**
脑的这部分向垂体发送信息，指示它产生影响身体感觉的激素，并控制饥饿、口渴和体温等身体感觉。

**2.垂体**
这种腺体分泌控制生长发育的激素，包括性激素。性激素能触发青春期，促进生殖细胞的发育。

**3.松果体**
属于脑中的腺体，能产生调节睡眠的激素。

**4.甲状腺**
位于颈部的这个腺体能产生控制新陈代谢的激素。

**5.胸腺**
这个腺体产生有助于保持T淋巴细胞健康的激素。幼儿的胸腺相对最大，青春期后逐渐萎缩。

**6.肾上腺**
肾上腺位于肾的上方，有两个，能够产生应对"战斗或者逃跑"的肾上腺素。它们还会产生影响血压调节的激素（醛固酮）及影响压力调节的激素

（皮质醇）。

**7.卵巢（仅限女性）**
卵巢可产生卵子，分泌参与控制女性月经周期和怀孕的激素，如雌激素。

**8.睾丸（仅限男性）**
睾丸分泌雄性激素，如睾丸素（睾酮）。睾丸素是促进精子生成的重要物质，还可以影响骨骼和肌肉的生长，促进体毛的生长。

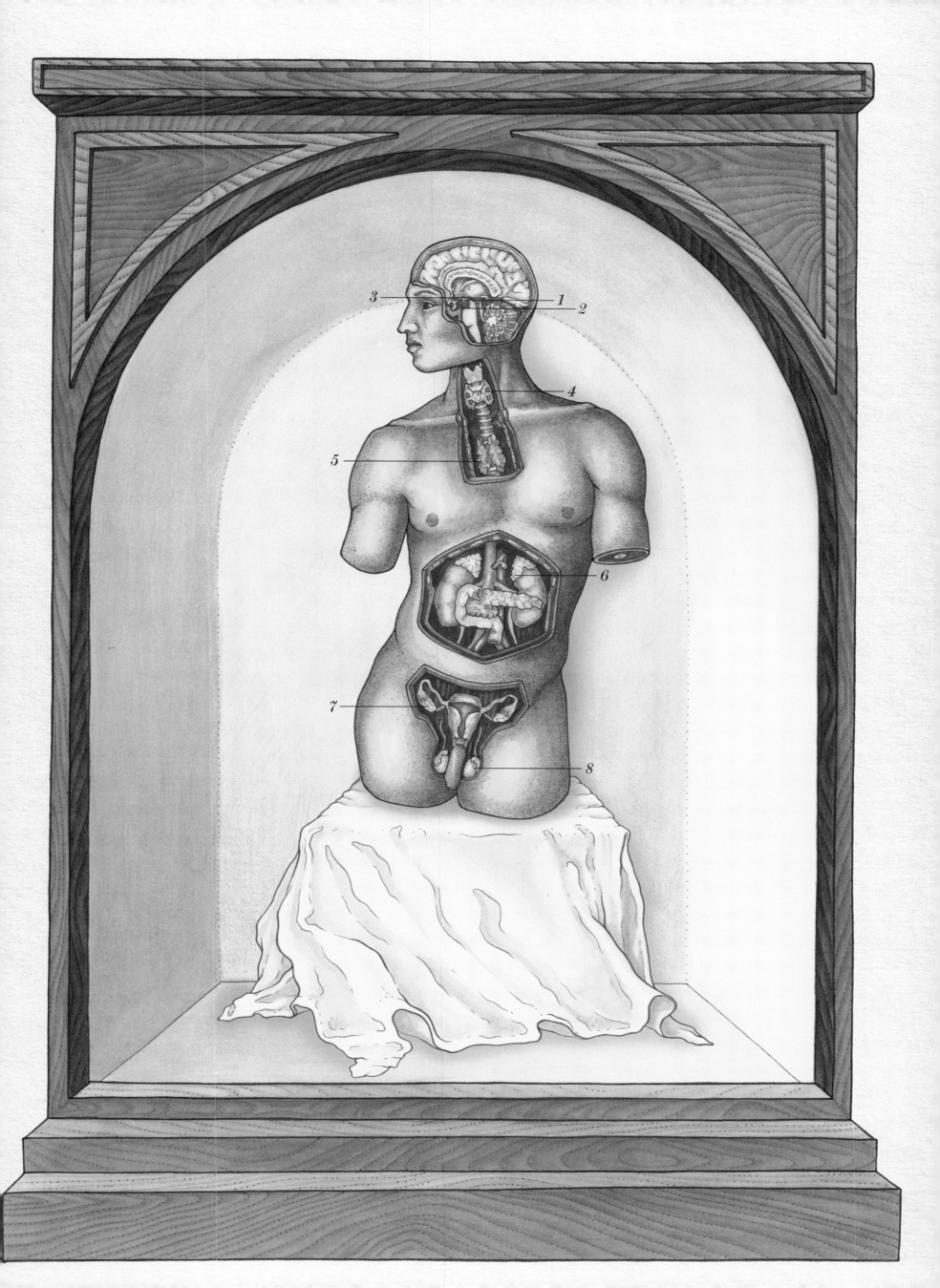

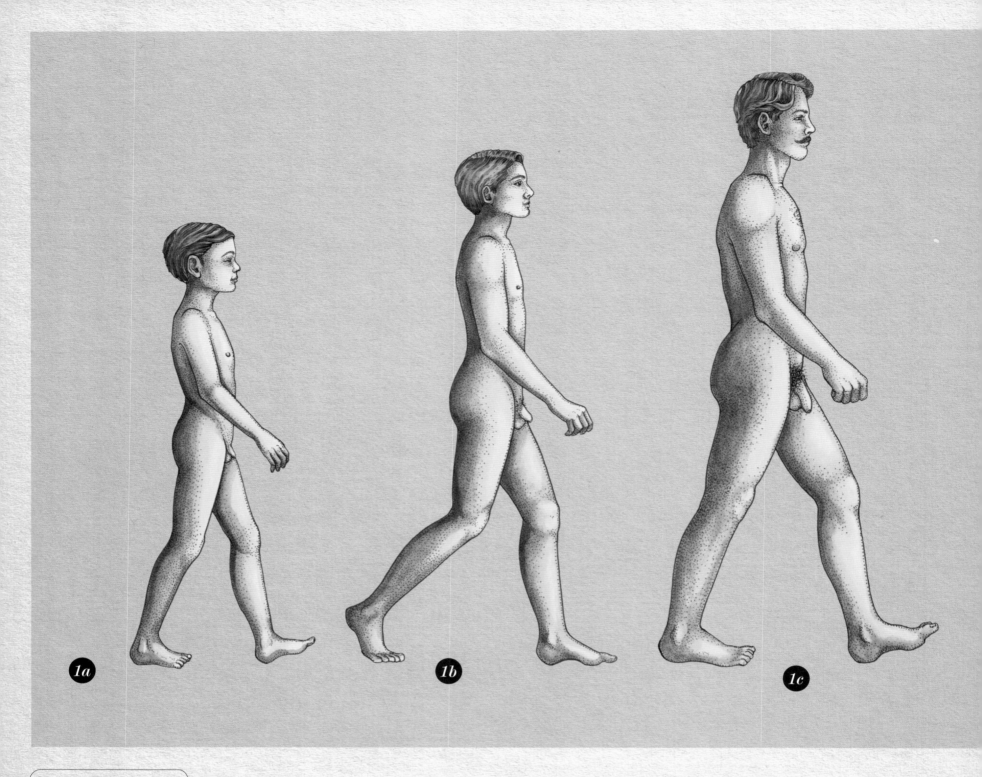

1a     1b     1c

# 青春期

当我们从童年向成年过渡时，身体在生长速度、外形和情感方面都会经历巨大的变化。这段转变时期被称为青春期，是由激素含量迅速增加并随着血液在体内流动而触发的。青春期开始的时间一般是10岁左右，但也可能提前或延后，因人而异。

当脑中的下丘脑触发垂体分泌激素时，青春期就开始了。垂体分泌的激素中就有生长激素，这是一种能使骨骼生长的化学物质。这意味着青春期的孩子会"蹿个儿"，有的孩子一年甚至能长高10厘米！同时，更多的激素开始在其他内分泌腺体中产生（见第82页），刺激男孩和女孩的毛发生长。这会使更多的毛发出现在全身，尤其是阴部和腋下。

性激素——女孩的雌激素和男孩的睾丸素，由生殖器官产生，能使人体发育成熟，具备生殖能力（见第86页和第88页）。男孩的生殖器官开始产生精子，女孩开始有月经周期，卵巢每月释放一个卵子，卵子受精后能发育成胎儿。

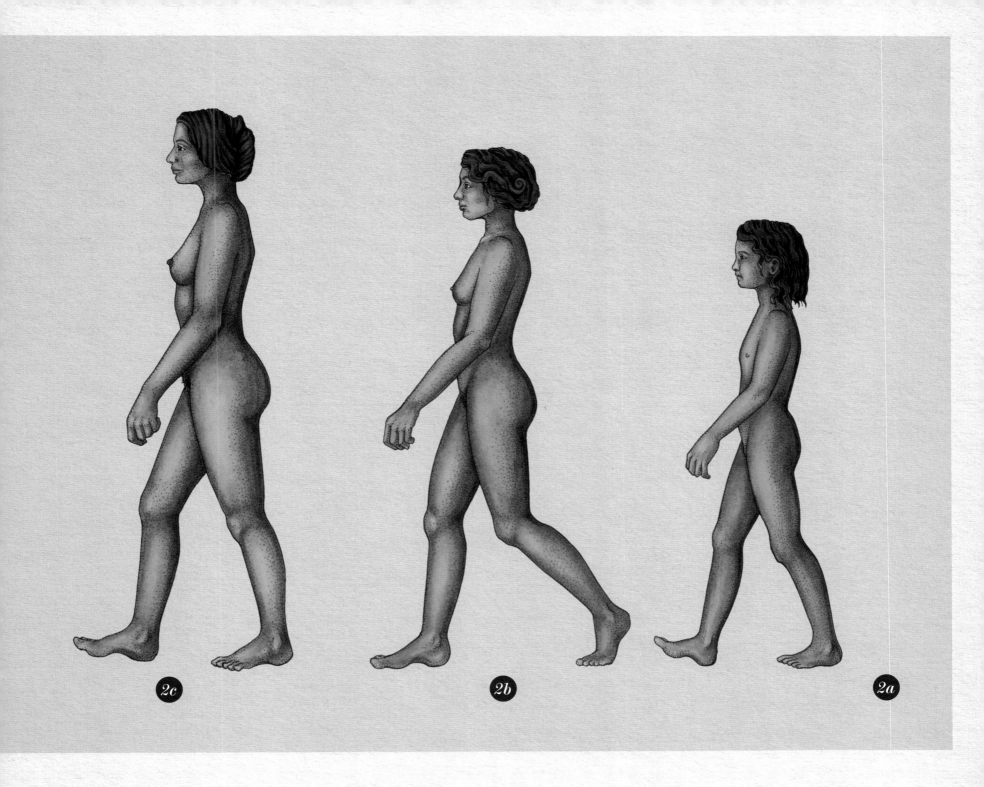

2c        2b        2a

激素的增加也会影响体形，使男性和女性的差异更加明显。男孩的肩膀变宽，肌肉发达；而女孩的胸部增大，臀部丰满，身体变得更圆润。男孩会发现他们的声音变粗了。激素的剧增还增加了皮肤的油脂分泌，导致汗液分泌得更多，所以男孩女孩都容易长痤疮，也就是青春痘。除了身体上的变化，激素的巨大波动也会对情绪反应产生影响。突然的、强烈的感情变化或情绪起伏在青春期是很常见的。此外，人在青春期时往往会开始形成对他人的性吸引力。

## 资料卡

**1.从男孩到男人的转变**
a.青春期前的男孩：除了不成熟的性器官外，整体体形与同年龄段的女性相似。
b.10～15岁：青春期开始。男孩长得更高，性器官发育，体毛增多，喉结突出，声音变粗。
c.成年男性：青春期后，男性的身高通常更高，肌肉更发达，性器官完全发育成熟。

**2.从女孩到女人的转变**
a.青春期前的女孩：除了不成熟的性器官外，整体体形与同年龄段的男性相似。
b.10～15岁：在青春期，女孩会长高，乳房、性器官开始发育，月经周期开始。女孩的毛发生长也会增加，体形也有变化。
c.成年女性：青春期后，女性身体有发育完全的乳房和性器官，能够怀孕。通常来说，女性的身体比男性的更柔软圆润。

# 男性生殖系统

全世界每年大约有1.25亿个婴儿出生。繁殖是大自然确保种群延续的方式，也是个体让自身基因得以传承的方式。当精子（男性生殖细胞）和卵子（女性生殖细胞）结合在一起时，繁殖就发生了。精子和卵子的结合是一个全新生命的开始。

男性生殖系统的主要工作是制造精子。男性进入青春期后，睾丸会产生雄激素和精子。成年男性每天会产生数亿个精子。精子会从睾丸中释放出来，由输精管输送至尿道，沿着细细的尿道移动到阴茎的末端。沿途，精子与其他分泌液混合，形成一种叫作精液的液体混合物，精液在射精时迅速排出体外。

精子只能在比正常体温37摄氏度左右低几度的温度下产生。睾丸就悬在叫作阴囊的皮肤囊袋中，如果睾丸温度太低，肌肉会收缩，推动睾丸更加靠近身体，使它们再次变得温暖。精子是人体内最小的细胞之一，它们太小了，只能在显微镜下看到。每个精子看起来就像一只小蝌蚪：它有一个包含所有遗传信息的头部，可以指示细胞做什么和变成什么；还有一个用来推动精子前进的尾部。为了使卵子受精，一个精子必须在女性生殖系统中游动20～30厘米，这个旅程大约相当于一个人游10千米。线粒体是精子头部附近的特殊细胞器，像电池一样在长途旅行时为精子提供能量，而富含养分的精液也为精子提供了营养。男性一次可以排出多达3亿个精子，但是其中一个精子到达并穿透卵子之后，卵子中发生化学反应，就会阻止其他精子再进入。

---

## 资料卡

**1.睾丸**

两个睾丸中有数千条被称为生精小管的细管，精子就是在这里产生的。阴囊包裹着睾丸。

**2.附睾和输精管**

附睾是盘曲的细长管子。附睾和输精管将睾丸连接到尿道（尿液也从这里被排出体外）。它们把精子输送到阴茎的末端。

**3.精囊**

两个精囊产生的液体能滋养精子，并与前列腺分泌的液体一起形成精液。

**4.尿道**

这条细长的管道贯穿阴茎，是精液和尿液离开身体的通道。

**5.阴茎**

大多数时候，阴茎呈柔软状，因为它是由海绵体组织构成的。在性交时，海绵体快速充血，阴茎会变硬，使之更容易插入女性的阴道并释放精子。

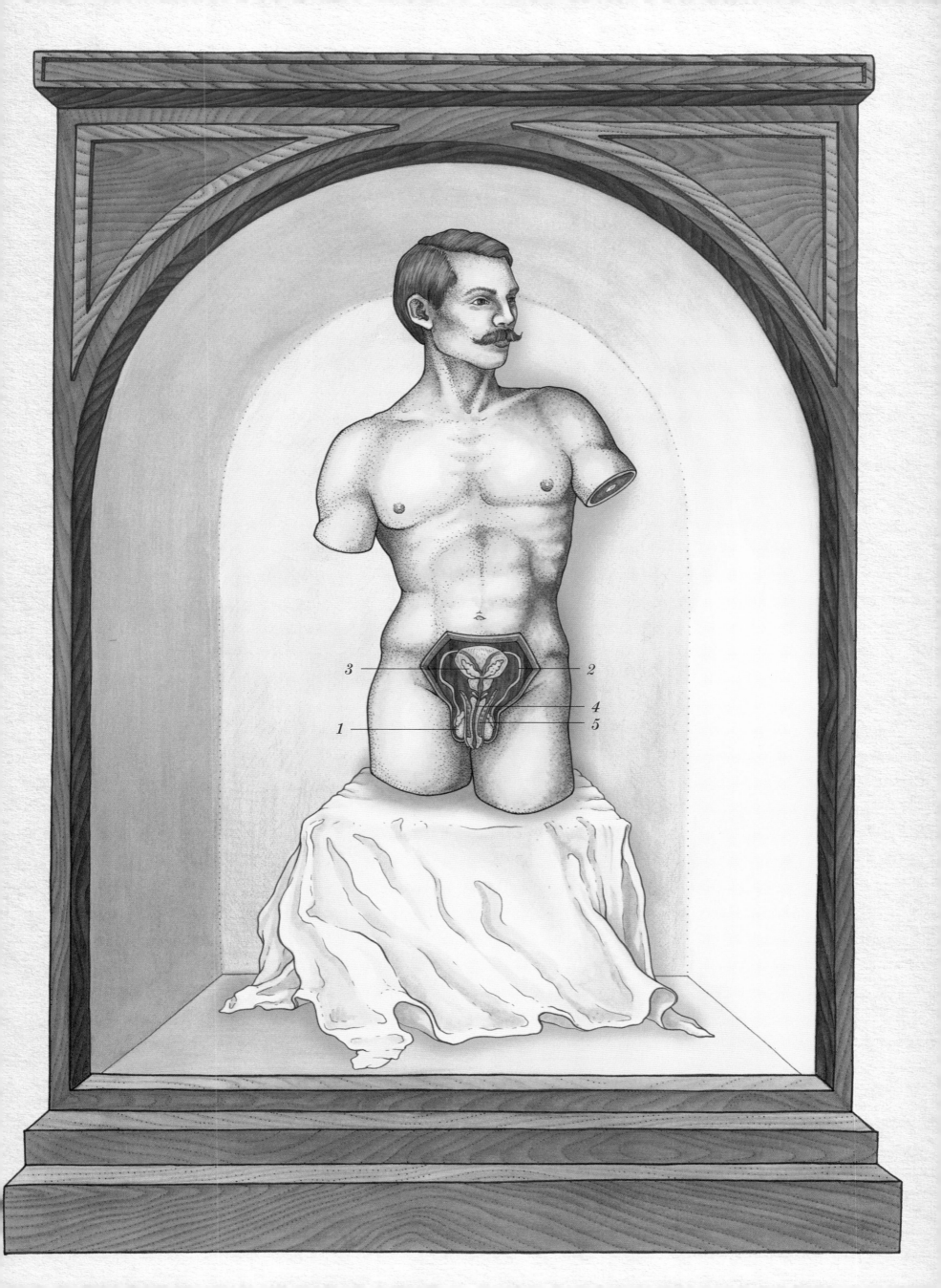

3 —————                    ————— 2

                           ————— 4
1 —————                    ————— 5

# 女性生殖系统

女性生殖系统的主要作用之一是产生女性生殖细胞，也就是卵子。如果卵子和精子结合为受精卵，则意味着卵子的主人怀孕了，受精卵将会发育成胎儿。刚出生的女婴身体里就含有所有的卵子，也就是说，女性在一生中无法再产生更多的卵子。虽然有数百万个未成熟的卵子在一个女孩出生时就已存在，但其中只有几百个能真正变成成熟的卵子，能够受精。

卵巢是位于骨盆内的成对的生殖腺，它们呈扁扁的卵圆形，约4厘米长。卵巢能产生卵子并分泌女性激素，如雌激素和孕激素。女性进入青春期后就有了月经周期，会每月释放一次卵子。首先，卵子会被输卵管（连接卵巢和子宫的肌肉通道）末端叫作输卵管伞的细长突起"抓取"，一旦卵子进入输卵管，精子就可以使卵子受精。之后，卵子继续它的旅程，沿着输卵管向子宫（女性骨盆中的一个中空性肌肉器官）移动。如果卵子已经受精，它将植入子宫内膜并开始生长。当这种情况发生时，特殊的激素会向身体发出怀孕的信号，身体分泌其他一些激素来支持受精卵发育成胎儿。如果卵子没有受精，子宫内膜就会脱落，子宫出血，脱落的子宫内膜和血液一起从阴道排出，这就是月经，是身体在这个月经周期内没有怀孕的标志。

子宫约有7厘米长，有一个梨那么大，但在怀孕期间它会长到西瓜大小，大到足以容纳一个胎儿。子宫由平滑肌构成，在胎儿出生时，子宫壁会强烈收缩，将胎儿推出阴道。阴道也是性交时阴茎插入的地方，是精子进入女性体内的通道。

---

## 资料卡

**1.卵巢**
两个卵巢位于女性的骨盆中，能产生卵子。

**2.输卵管**
两条输卵管连接到子宫，运输从卵巢释放出的卵子。精子与卵子结合形成受精卵通常发生在输卵管内。

**3.子宫**
女性骨盆内的这个肌肉器官是受精卵植入并发育成胎儿的地方。

**4.子宫颈**
子宫的下端，是阴道和子宫的分界。

**5.阴道**
阴道是连接子宫和女性外生殖器的肌肉管道。外生殖器包括阴蒂和阴唇。阴道是月经、胎儿分娩等的通道。

**6.乳房**
女性的胸部有两个乳房。它们主要由脂肪组织组成，也含有其他特殊组织，可以在生孩子后分泌乳汁，用来喂养新生儿。

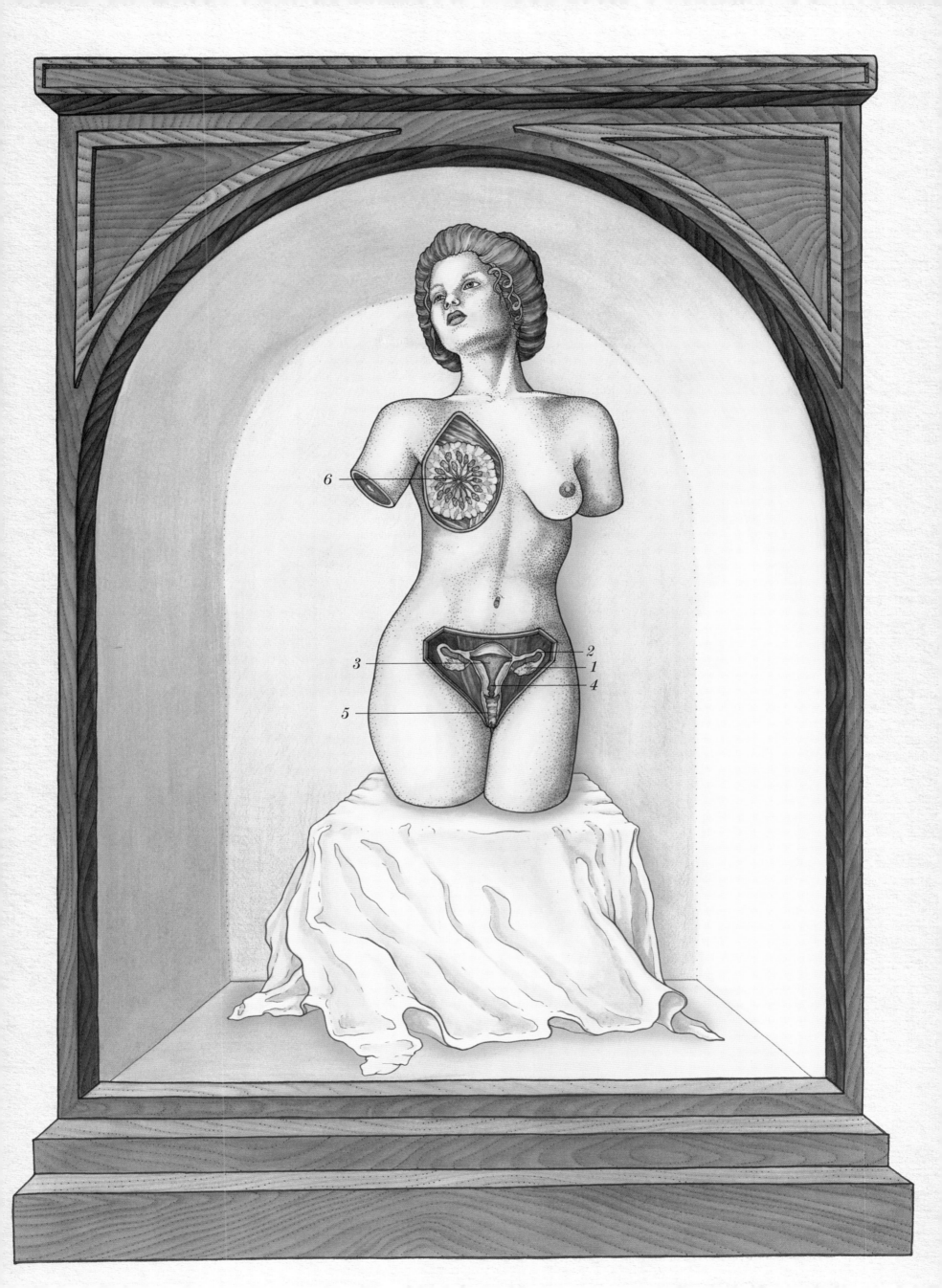

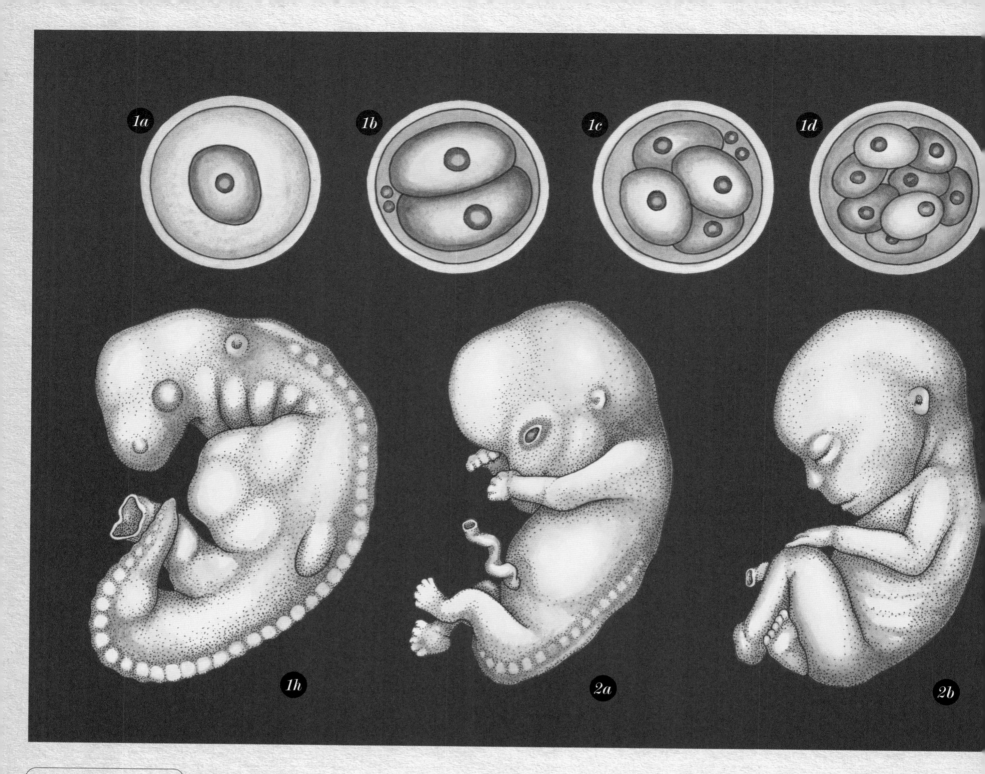

# 胎儿的发育

　　一个新的人类生命从一个精子（男性生殖细胞）与一个卵子（女性生殖细胞）结合的那一刻开始。这个过程被称为受精，通常发生在女性的输卵管内，时间为卵子从卵巢释放出来后一天左右。精子钻入卵子，结合父体和母体的遗传信息，将会形成一个新的、独特的个体。

　　卵子一旦受精，就成为受精卵。受精卵将开始分裂，先是从1个细胞变成2个细胞，然后是4个细胞……这些细胞不断分裂，直到形成一个细胞球。细胞球植入母体的子宫内膜，那里对它来说是安全可靠的。怀孕期间，胎儿被羊水囊包裹并保护着。营养、氧气通过胎盘从母体传递给胎儿。胎盘是一个盘状的器官，怀孕期间在子宫内形成，通过一条长脐带与胎儿相连。胎盘还会分泌激素，帮助胎儿成长。胎儿出生后，脐带会被剪断，残余物脱落后就形成了婴儿的肚脐眼儿。

　　到怀孕6周时，发育中的胚胎约有苹果籽那么大，四肢、大脑和眼睛初具雏形。在怀孕8周的时候，豆子大小的胚胎开始迅速成长，身体的主要器官都已分化发育。到20周时，胎儿可以听到外部的声音，孕妇可以感觉

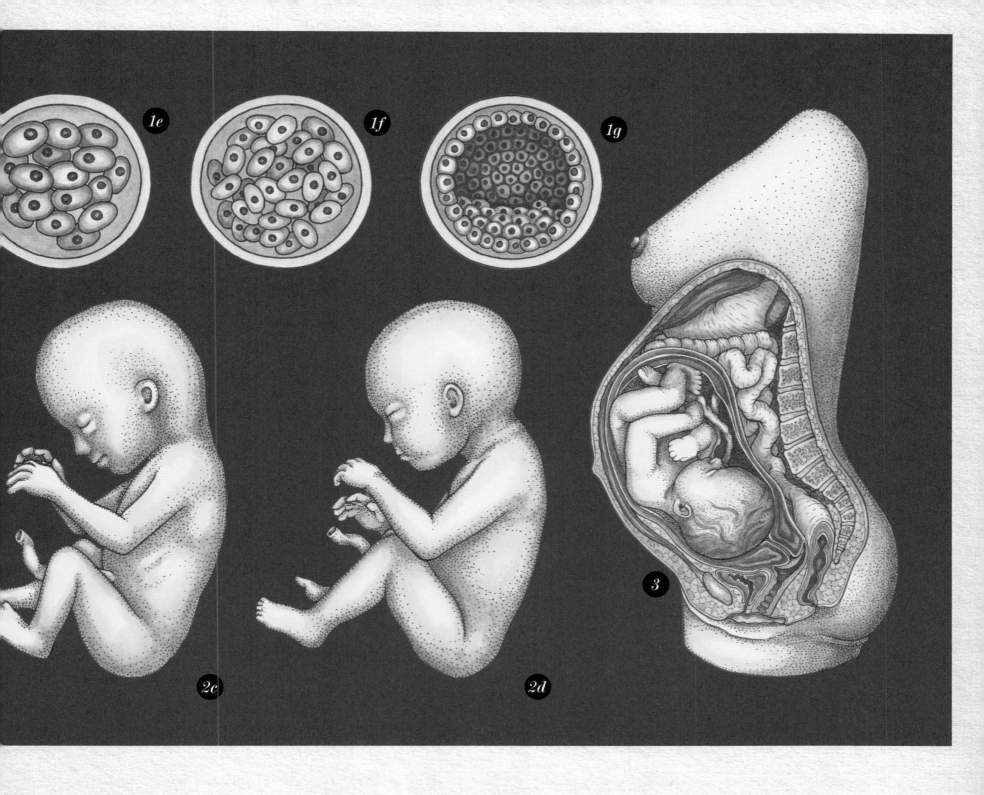

到胎儿在子宫内的运动。妊娠期（怀孕总时长）大约为40周，不过，在37周至42周之间都是正常的。当胎儿快要出生时，孕妇子宫的肌肉会开始收缩，准备将胎儿推出阴道。子宫的收缩会逐渐变得更有力、更规律，也让孕妇感到更疼痛，这样持续到胎儿出生。

———————————————————— 资料卡 ————————————————————

### 1.胚胎的发育

a.受精卵

受精卵开始分裂成更多的细胞，形成胚胎。

b.2细胞期

c.4细胞期

d.8细胞期

e.16细胞期

f.32细胞期

g.64细胞期（囊胚）

受精后第5天或第6天，受精卵分裂为64个细胞，准备植入子宫内部。

h.第4周末：胚胎已经开始形成，头部和躯体开始分化。

### 2.胎儿的发育

发育中的胎儿拥有所有主要的身体器官，并逐渐长大。

a.第9周（体长约2.5厘米）

b.第12周（体长约5厘米）

c.第15周（体长约10厘米）

d.第25周（体长约34厘米）

### 3.足月胎儿

通常在37周至40周之间，发育完全的胎儿就可以出生了。孕妇的子宫会强烈收缩，把胎儿推出阴道。

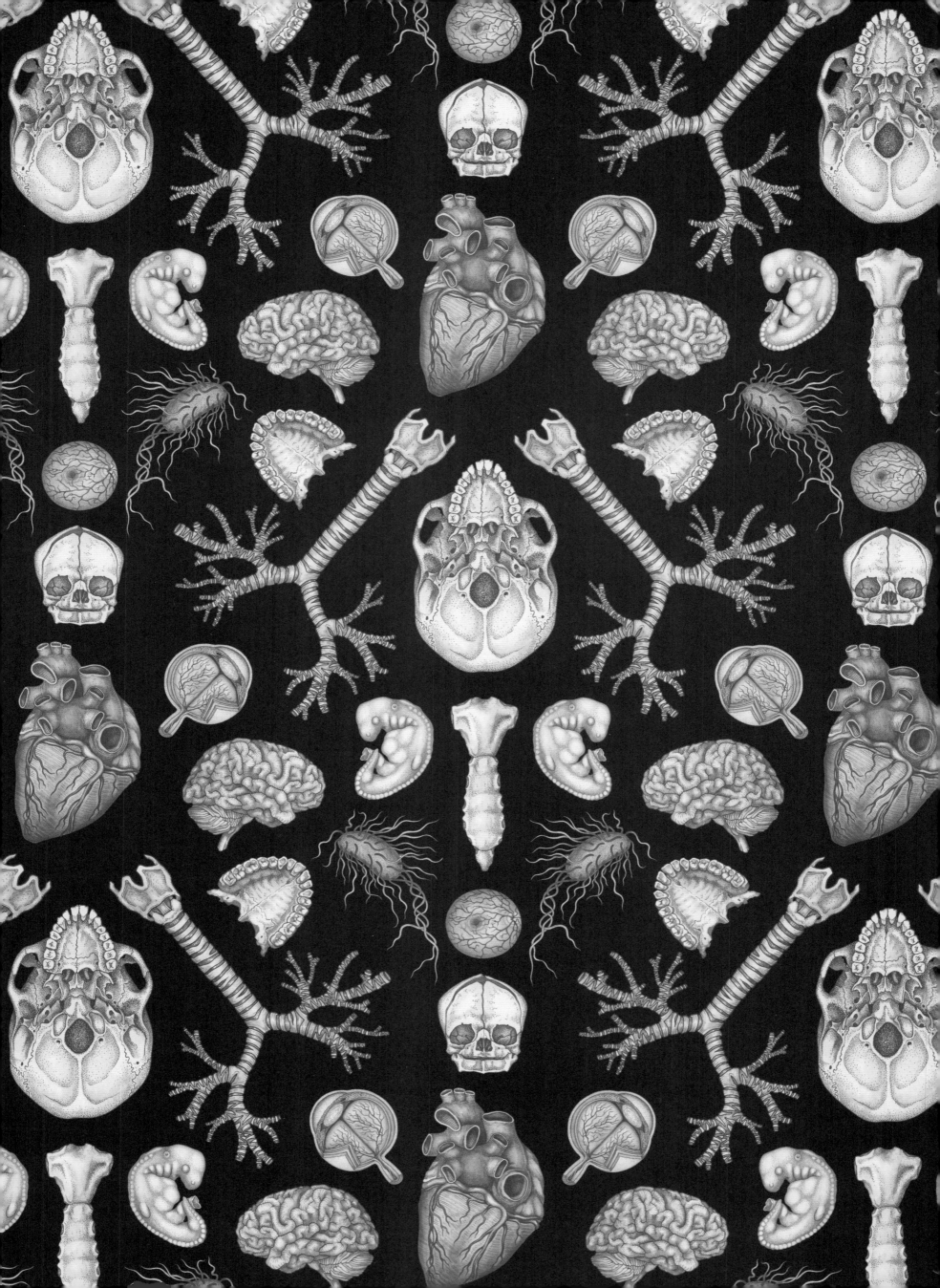

# 图书馆

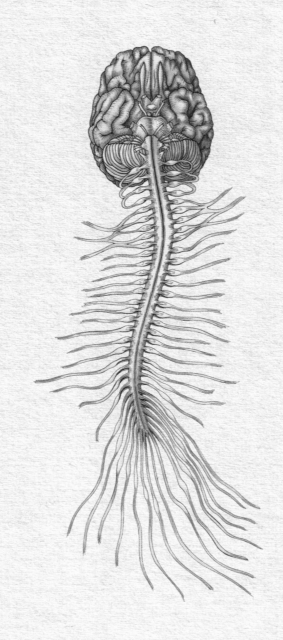

索引

策展人

了解更多

# 索引

# 策 展 人

凯蒂·维德曼是美国费城的一名插画家和文身艺术家。她致力于探索科学插画领域，特别专注于人类和动物解剖学方面。凯蒂受到历史上一些伟大的解剖学插画家的启发，寻求用现代的诠释方法来重现经典科学插画的美学风格。凯蒂作画使用的材料是墨水和水彩，她运用传统技法来实现对写实主义与科学认知的融合，凸显生物形态的美丽和复杂。凯蒂获得了美国罗德岛设计学院插画专业艺术学士学位，并且取得了英国爱丁堡大学艺术学院插画专业的硕士学位。

詹妮弗·Z. 帕克斯顿是英国爱丁堡大学的解剖学讲师，她为医科和理科学生讲授解剖学，同时也是帕克斯顿实验室（Paxton Lab）的首席研究员。该实验室属于人体组织工程实验室，致力于培养及构建肌肉骨骼系统的新器官，用于为受伤或患病的人进行器官修复或移植。詹妮弗热衷于传播科学，曾两次赢得英国威康信托基金会（Wellcome Trust）的"我是科学家"竞赛（2013年和2018年）。她喜欢把解剖学和组织工程学的科学知识带给更广泛的受众，近年来她与多

所小学合作，以吸引更多的孩子接触这些学科。

# 了 解 更 多

**英国心脏基金会——你的心脏是怎么工作的**
英国心脏基金会提供了有关循环系统的视频和信息。
你也可以阅读他们的最新研究资料。
www.bhf.org.uk/informationsupport/how-a-healthy-heart-works

**大英百科全书**
大英百科全书的人体页面提供了涵盖丰富事实的百科全书式的知识。
www.britannica.com/science/human-body

**智慧人体**
提供关于人体解剖学和生理学的免费教程和测验。
www.getbodysmart.com

**身体之内**
该网站的"解剖探索"工具能够提供1000多幅交互式解剖图，以供学习者进行探索。
www.innerbody.com/htm/body.html

**威康收藏馆**
收藏馆由威康信托基金会赞助，该网站为在线图像库，收录了不同年代的

解剖学插画。
www.wellcomecollection.org/works

**合子人体**
提供3D人体图像，可以让浏览者在不同图层查看各个器官的形态。
www.zygotebody.com

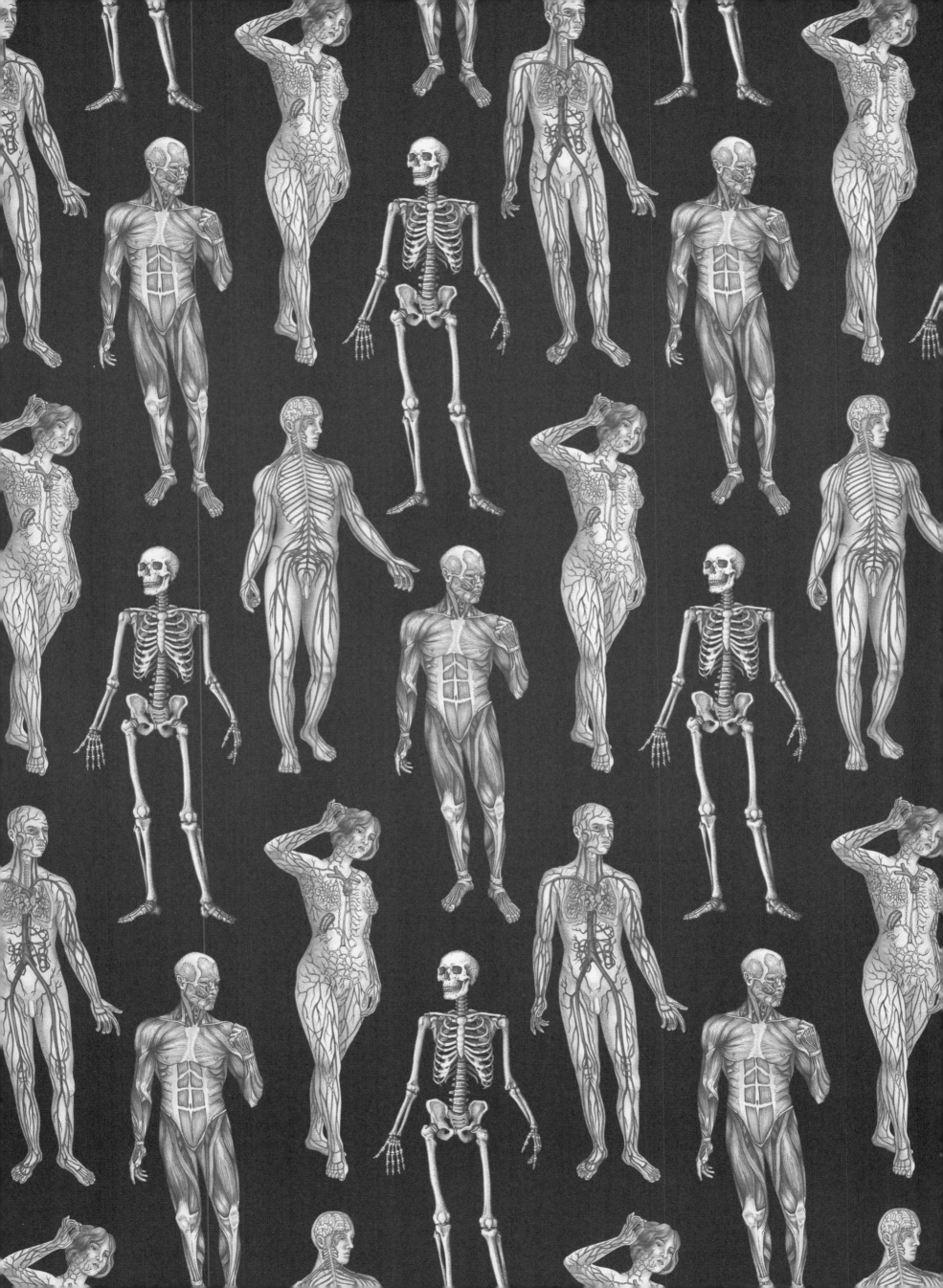

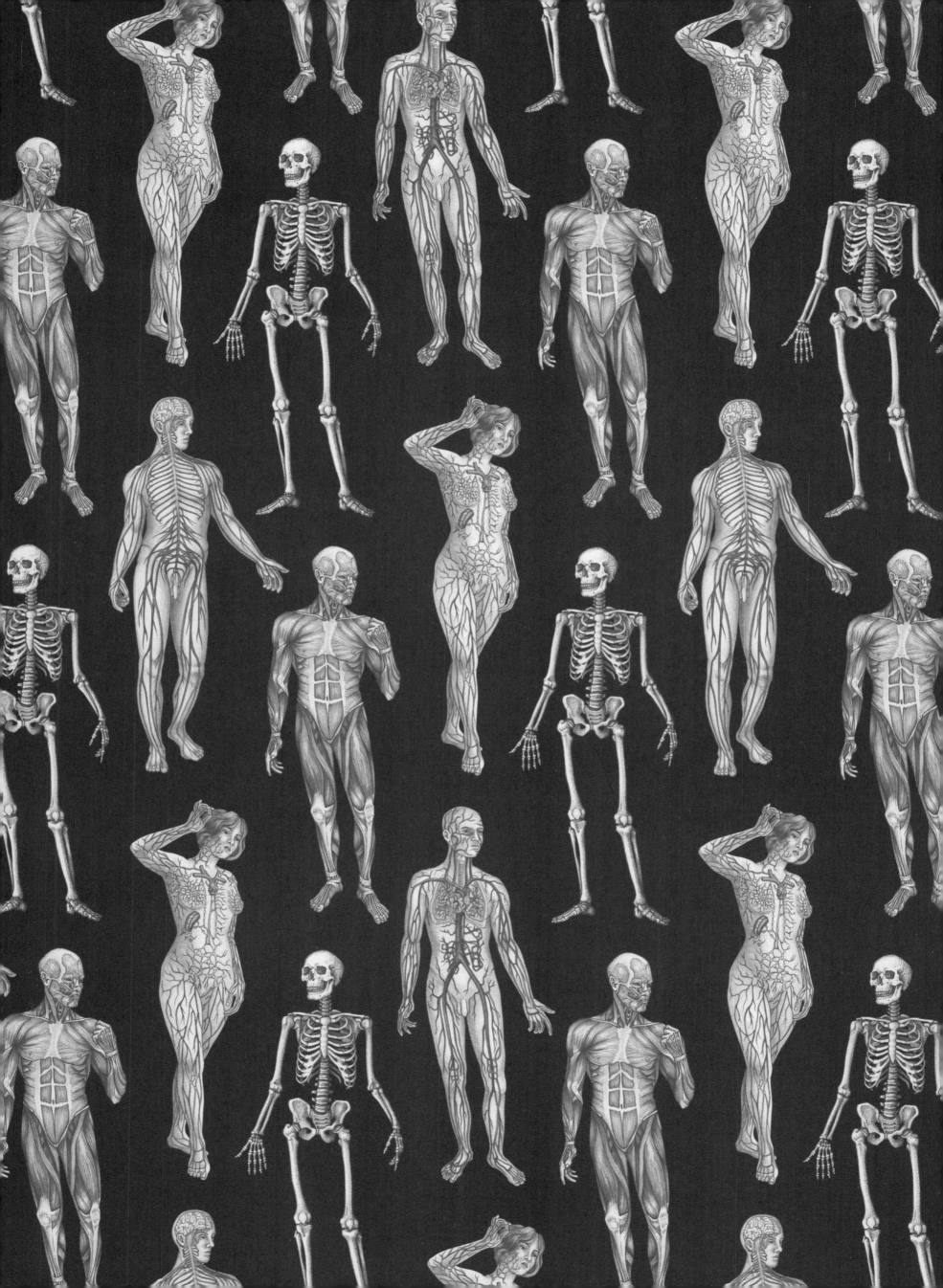